骨科常见病治疗与重症处理

GUKE CHANGJIANBING ZHILIAO YU ZHONGZHENG CHULI

主编 张宪成 张在涛 韩江涛 薛 凯

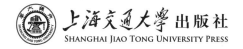

上海交通大学出版社
SHANGHAI JIAO TONG UNIVERSITY PRESS

内容提要

　　本书首先介绍了骨科学基础知识，然后重点介绍了手腕部损伤、肘部及前臂损伤、肩部及上臂损伤、髋部及大腿损伤等临床常见骨科疾病的病因、发病机制、临床表现、诊断和鉴别诊断、治疗等内容。本书适合各级医院的骨科医务人员和医学院校学生参考阅读。

图书在版编目（CIP）数据

　　骨科常见病治疗与重症处理 / 张宪成等主编． --上
海 : 上海交通大学出版社，2023.12
　　ISBN 978-7-313-28935-3

　　Ⅰ．①骨… Ⅱ．①张… Ⅲ．①骨疾病－常见病－治疗
②骨疾病－险症－治疗 Ⅳ．①R680.5

　　中国国家版本馆CIP数据核字（2023）第115173号

骨科常见病治疗与重症处理
GUKE CHANGJIANBING ZHILIAO YU ZHONGZHENG CHULI

主　　编：张宪成　张在涛　韩江涛　薛　凯
出版发行：上海交通大学出版社
邮政编码：200030
印　　制：广东虎彩云印刷有限公司
开　　本：710mm×1000mm　1/16
字　　数：205千字
版　　次：2023年12月第1版
书　　号：ISBN 978-7-313-28935-3
定　　价：198.00元

地　　址：上海市番禺路951号
电　　话：021-64071208
经　　销：全国新华书店
印　　张：11.75
插　　页：2
印　　次：2023年12月第1次印刷

编委会

◎ 主 编

张宪成 张在涛 韩江涛 薛 凯

◎ 副主编

范 猛 李邦成 朱瑞罡 常荣刚

◎ 编 委

（按姓氏笔画排序）

朱瑞罡（新疆维吾尔自治区石河子市人民医院

第八师石河子市总医院）

许红霞（山东省文登整骨医院）

李邦成（新疆维吾尔自治区石河子市人民医院

第八师石河子市总医院）

张在涛（山东省青州市人民医院）

张宪成（山东省济宁市第二人民医院）

范 猛（山东省菏泽市立医院）

常荣刚（山东省德州联合医院）

韩江涛（山东省莘县人民医院）

薛 凯（山东省临清市人民医院）

Foreword 前言

　　骨科学是研究骨骼肌肉系统的解剖、生理与病理,运用药物、手术及物理方法保持这一系统的正常形态与功能,以及治疗这一系统伤病的专业性学科。随着科学技术的飞速发展和国内外学术交流的增多,骨科学理论研究不断深入,骨科学新技术和新成果层出不穷,骨科疾病治疗方法不断增多。对临床骨科医务人员来说,必须紧跟现代骨科学发展的步伐,不断学习新知识与新方法,在疾病的诊疗过程中熟练运用新器械,才能为患者提供更规范合理的诊疗方案。为了更好地服务于临床工作,我们在广泛参考国内外最新、最权威的文献资料基础上,结合临床医务人员多年的诊治经验,精心编写了《骨科常见病治疗与重症处理》一书。

　　本书是一本系统、全面的骨科学参考书,书中首先介绍了骨科学基础知识;然后对手腕部损伤、肘部及前臂损伤、肩部及上臂损伤、髋部及大腿损伤等临床常见骨科疾病进行了全面阐述,详细论述了其病因、发病机制、临床表现、诊断和鉴别诊断、治疗等。本书内容丰富、资料翔实、结构合理,注重基础理论与临床实践相结合,具有较强的科学性、专业性和实用性。本书有助于提高骨科医务人员的临床思维能力和临床诊疗水平,适合各级医院的骨科医务人员和医学院校学生参考阅读。

由于骨科学发展日新月异,加之编者编写时间紧张、编写经验有限,书中难免存在一些疏漏和不足,恳请广大读者见谅。同时也欢迎读者在使用本书的过程中提出修改建议,以期共同进步。

《骨科常见病治疗与重症处理》编委会

2022 年 11 月

Contents **目录**

第一章　骨的构造与生理

第一节　骨组织细胞的功能

骨组织是一种特殊的结缔组织,是骨的结构主体,由数种细胞和大量钙化的细胞间质组成,钙化的细胞间质称为骨基质。骨组织的特点是细胞间质有大量骨盐沉积,即细胞间质矿化,使骨组织成为人体最坚硬的组织之一。

在活跃生长的骨中,有 4 种类型细胞:骨祖细胞、成骨细胞、骨细胞和破骨细胞。其中骨细胞最多,位于骨组织内部,其余 3 种均分布在骨质边缘。

一、骨祖细胞

骨祖细胞也称骨原细胞,是骨组织的干细胞,位于骨膜内。骨祖细胞胞体小,呈不规则梭形,突起很小;核呈椭圆形或细长形,染色质颗粒细而分散,故核染色浅;胞质少,呈嗜酸性或弱嗜碱性,含细胞器很少,仅有少量核糖体和线粒体。骨祖细胞着色浅淡,不易鉴别。骨祖细胞具有多分化潜能,可分化为成骨细胞、破骨细胞、成软骨细胞或成纤维细胞,分化取向取决于所处部位和所受刺激性质。骨祖细胞存在于骨外膜及骨内膜贴近骨质处,当骨组织生长或重建时,它能分裂分化成为骨细胞。骨祖细胞有两种类型:决定性骨祖细胞(DOPC)和诱导性骨祖细胞(IOPC)。DOPC 位于或靠近骨的游离面上,如骨内膜和骨外膜内层、生长骨骺板的钙化软骨小梁上和骨髓基质内。在骨的生长期和骨内部改建或骨折修复及其他形式损伤修复时,DOPC 很活跃,细胞分裂并分化为成骨细胞,具有蛋白质分泌细胞特征的细胞逐渐增多。IOPC 几乎普遍存在于结缔组织中。IOPC 不能自发地形成骨组织,但经适宜刺激,如骨形态发生蛋白(BMP)或泌尿道移行上皮细胞诱导物的作用,可形成骨组织。

二、成骨细胞

成骨细胞又称骨母细胞,是指能促进骨形成的细胞,主要来源于骨祖细胞。成骨细胞不但能分泌大量的骨胶原和其他骨基质,还能分泌一些重要的细胞因子和酶类,如基质金属蛋白酶、碱性磷酸酶、骨钙素、护骨素等,从而启动骨的形成过程,同时也通过这些因子将破骨细胞偶联起来,控制破骨细胞的生成、成熟及活化。常见于生长期的骨组织中,大都聚集在新形成的骨质表面。

(一)成骨细胞的形态与结构

骨形成期间,成骨细胞被覆骨组织表面,当成骨细胞生成基质时,被认为是活跃的。活跃的成骨细胞胞体呈圆形、锥形、立方形或矮柱状,通常单层排列。细胞侧面和底部出现突起,与相邻的成骨细胞及邻近的骨细胞以突起相连,连接处有缝隙连接。胞质强嗜碱性,与粗面内质网的核糖体有关。在粗面内质网上,镶嵌着圆形或细长形的线粒体,成骨细胞的线粒体具有清除胞质内钙离子的作用,同时也是能量的加工厂。某些线粒体含有一些小的矿化颗粒,沉积并附着在嵴外面,微探针分析表明这些颗粒有较高的钙、磷和镁的踪迹。骨的细胞常有大量的线粒体颗粒,可能是激素作用于细胞膜的结果。例如甲状旁腺激素能引起进入细胞的钙增加,并随之有线粒体颗粒数目的增加。成骨细胞核大而圆,位于远离骨表面的细胞一端,核仁清晰。在核仁附近有一浅染区,高尔基复合体位于此区内。成骨细胞胞质呈碱性磷酸酶强阳性,可见许多 PAS 阳性颗粒,一般认为它是骨基质的蛋白多糖前身。当新骨形成停止时,这些颗粒消失,胞质碱性磷酸酶反应减弱,成骨细胞转变为扁平状,被覆于骨组织表面,其超微结构类似成纤维细胞。

(二)成骨细胞的功能

在骨形成非常活跃处,如骨折、骨痂及肿瘤或感染引起的新骨中,成骨细胞可形成复层堆积在骨组织表面。成骨细胞有活跃的分泌功能,能合成和分泌骨基质中的多种有机成分,包括Ⅰ型胶原蛋白、蛋白多糖、骨钙蛋白、骨粘连蛋白、骨桥蛋白、骨唾液酸蛋白等。因此认为其在细胞内合成过程与成纤维细胞或软骨细胞相似。成骨细胞还分泌胰岛素样生长因子Ⅰ、胰岛素样生长因子Ⅱ、成纤维细胞生长因子、白细胞介素-1 和前列腺素等,它们对骨生长均有重要作用。此外还分泌破骨细胞刺激因子、前胶原酶和胞质素原激活剂,它们有促进骨吸收的作用。因此,成骨细胞的主要功能:①产生胶原纤维和无定形基质,即形成类骨质;②分泌骨钙蛋白、骨粘连蛋白和骨唾液酸蛋白等非胶原蛋白,促进骨组织的矿化;③分泌一些细胞因子,调节骨组织形成和吸收。成骨细胞不断产生新的细胞间质,并经过钙化形成骨质,成骨细胞逐渐被包埋在其中。此时,细胞内的合成活动停止,胞质减少,胞体变形,即成为骨细胞。总之,成骨细胞是参与骨生成、生长、吸收及代谢的关键细胞。

1.成骨细胞分泌的酶类

(1)碱性磷酸酶(ALP):成熟的成骨细胞能产生大量的 ALP。由成骨细胞产生的 ALP 称为骨特异性碱性磷酸酶(BALP),它以焦磷酸盐为底物,催化无机磷酸盐的水解,从而降低焦磷酸盐浓度,有利于骨的矿化。在血清中可以检测到 4 种不同的 ALP 同分异构体,这些异构体都能作为代谢性骨病的诊断标志,但各种异构体是否与不同类型的骨质疏松症(绝经后骨质疏松症、老年性骨质疏松症及半乳糖血症、乳糜泻、肾性骨营养不良等引起的继发性骨质疏松症)相关,尚有待于进一步研究。

(2)组织型谷氨酰胺转移酶(tTGs):谷氨酰胺转移酶是在组织和体液中广泛存在的一组多功能酶类,具有钙离子依赖性。虽然其并非由成骨细胞专一产生,但在骨的矿化中有非常重要的作用。成骨细胞主要分泌组织型谷氨酰胺转移酶,处于不同阶段或不同类型的成骨细胞,其胞质内的谷氨酰胺转移酶含量是不一样的。tTGs 能促进细胞的黏附、细胞播散、细胞外基质的修饰,同时也在细胞凋亡、损伤修复、骨矿化进程中起着重要作用。成骨细胞分泌的 tTGs,以许多细胞外基质为底物,促进各种基质的交联,其最主要的底物为纤连蛋白和骨桥素。tTGs 的活化依赖 Ca^{2+},即在细胞外 Ca^{2+} 浓度升高的情况下,才能催化纤连蛋白与骨桥素的自身交联。由于 Ca^{2+} 和细胞外基质成分是参与骨矿化最主要的物质,在继发性骨质疏松症和乳糜泻患者的血液中,也可检测到以 tTGs 为自身抗原的自身抗体,因而 tTGs 在骨的矿化中肯定发挥着极其重要的作用。

(3)基质金属蛋白酶(MMP):一类锌离子依赖性的蛋白水解酶类,主要功能是降解细胞外基质,同时也参与成骨细胞功能与分化的信号转导。

2.成骨细胞分泌的细胞外基质

成熟的成骨细胞分泌大量的细胞外基质,也称为类骨质,包括各种胶原和非胶原蛋白。

(1)骨胶原:成骨细胞分泌的细胞外基质中大部分为胶原,其中主要为Ⅰ型胶原,占 ECM 的 90% 以上。约 10% 为少量Ⅲ型、Ⅴ型和Ⅹ型胶原蛋白及多种非胶原蛋白。Ⅰ型胶原蛋白主要构成矿物质沉积和结晶的支架,羟磷灰石在支架的网状结构中沉积。Ⅲ型胶原和Ⅴ型胶原能调控胶原纤维丝的直径,使胶原纤维丝不致过分粗大,而 X 型胶原纤维主要是作为 I 型胶原的结构模型。

(2)非胶原蛋白:成骨细胞分泌的各种非胶原成分,如骨桥素、骨涎蛋白、纤连蛋白和骨钙素等在骨的矿化、骨细胞的分化中起重要的作用。

3.成骨细胞的凋亡

凋亡的成骨细胞经历增殖、分化、成熟、矿化等各个阶段后,被矿化骨基质包围或附着于骨基质表面,逐步趋向凋亡或变为骨细胞、骨衬细胞。成骨细胞的这一凋亡过程是维持骨的生理平衡所必需的。和其他细胞凋亡途径一样,成骨细胞的凋亡途径也包括线粒体激活的凋亡途径和死亡受体激活的凋亡途径,最终导致成骨细胞核的碎裂、DNA 的有控降解、细胞皱缩、膜的气泡样变等。由于成骨细胞上存在肿瘤坏死因子受体,且在成骨细胞的功能发挥中起着重要作用,因此推测成骨细胞主要可能通过死亡受体激活的凋亡途径而凋亡。细胞因子、细胞外基质和各种激素都能诱导或组织成骨细胞的凋亡。骨形态生成蛋白(BMP)被确定为四肢骨指间细胞凋亡的关键作用分子。此外,甲状旁腺激素、糖皮质激素、性激素等对成骨细胞的凋亡均有调节作用。

三、骨细胞

骨细胞是骨组织中的主要细胞,埋于骨基质内,细胞体位于的腔隙称骨陷窝,每个骨陷窝内仅有一个骨细胞胞体。骨细胞的胞体呈扁卵圆形,有许多细长的突起,这些细长的突起伸进骨陷窝周围的小管内,此小管即骨小管。

(一)骨细胞的形态

骨细胞的结构和功能与其成熟度有关。刚转变的骨细胞位于类骨质中,它们的形态结构与成骨细胞非常近似。胞体为扁椭圆形,位于比胞体大许多的圆形骨陷窝内。突起多而细,通常各自位于一个骨小管中,有的突起还有少许分支。核呈卵圆形,位于胞体的一端,核内有一个核仁,染色质贴附核膜分布。HE 染色时胞质嗜碱性,近核处有一浅染区。胞质呈碱性磷酸酶阳性,还有 PAS 阳性颗粒,一般认为这些颗粒是有机基质的前身物。较成熟的骨细胞位于矿化的骨质浅部,其胞体也呈双凸扁椭圆形,但体积小于年幼的骨细胞。核较大,呈椭圆形,居胞体中央,在 HE 染色时着色较深,仍可见有核仁。胞质相对较少,HE 染色呈弱嗜碱性,甲苯胺蓝着色甚浅。

电镜下其粗面内质网较少,高尔基复合体较小,少量线粒体分散存在,游离核糖体也较少。

成熟的骨细胞位于骨质深部,胞体比原来的成骨细胞缩小约 70%,核质比例增大,胞质易被甲苯胺蓝染色。电镜下可见一定量的粗面内质网和高尔基复合体,线粒体较多,此外尚可见溶酶体。线粒体中常有电子致密颗粒,与破骨细胞的线粒体颗粒相似,现已证实,这些颗粒是细胞内的无机物,主要是磷酸钙。成熟骨细胞最大的变化是形成较长突起,其直径为 $85\sim100$ nm,为骨小管直径的 $1/4\sim1/2$。相邻骨细胞的突起端对端地相互连接,或以其末端侧对侧地相互贴附,其间有缝隙连接。成熟的骨细胞位于骨陷窝和骨小管的网状通道内。骨细胞最大的特征是细胞突起在骨小管内伸展,与相邻的骨细胞连接,深部的骨细胞由此与邻近骨表面的骨细胞突起和骨小管相互连接和通连,构成庞大的网样结构。骨陷窝-骨小管-骨陷窝组成细胞外物质运输通道,是骨组织通向外界的唯一途径,深埋于骨基质内的骨细胞正是通过该通道运输营养物质和代谢产物。而骨细胞-缝隙连接-骨细胞形成细胞间信息传递系统,是骨细胞间直接通讯的结构基础。据测算,成熟骨细胞的胞体及其突起的总表面积占成熟骨基质总表面积的 90% 以上,这对骨组织液与血液之间经细胞介导的无机物交换起着重要作用。骨细胞的平均寿命为 25 年。

(二)骨细胞的功能

1.骨细胞性溶骨和骨细胞性成骨

大量研究表明,骨细胞可能主动参加溶骨过程,并受甲状旁腺激素、降钙素和维生素 D_3 的调节及机械性应力的影响。Belanger 发现骨细胞具有释放枸橼酸、乳酸、胶原酶和溶解酶的作用。溶解酶会引起骨细胞周围的骨吸收,他把这种现象称之为骨细胞性骨溶解。骨细胞性溶骨表现为骨陷窝扩大,陷窝壁粗糙不平。骨细胞性溶骨也可类似破骨细胞性骨吸收,使骨溶解持续地发生在骨陷窝的某一端,从而使多个骨陷窝融合。当骨细胞性溶骨活动结束后,成熟骨细胞又可在较高水平的降钙素作用下进行继发性骨形成,使骨陷窝壁增添新的骨基质。生理情况下,骨细胞性溶骨和骨细胞性成骨是反复交替的,即平时维持骨基质的成骨作用,在机体需提高血钙量时,又可通过骨细胞性溶骨活动从骨基质中释放钙离子。

2.参与调节钙、磷平衡

现已证实,骨细胞除了通过溶骨作用参与维持血钙、磷平衡外,骨细胞还具有转运矿物质的能力。成骨细胞膜上有钙泵存在,骨细胞可能通过摄入和释放 Ca^{2+} 和 P^{3+},并可通过骨细胞相互间的网状连接结构进行离子交换,参与调节 Ca^{2+} 和 P^{3+} 的平衡。

3.感受力学信号

骨细胞遍布骨基质内并构成庞大的网状结构,成为感受和传递应力信号的结构基础。

4.合成细胞外基质

成骨细胞被基质包围后,逐渐转变为骨细胞,其合成细胞外基质的细胞器逐渐减少,合成能力也逐渐减弱。但是,骨细胞还能合成极少部分行使功能和生存所必需的基质,骨桥蛋白、骨连接蛋白及Ⅰ型胶原在骨的黏附过程中起着重要作用。

四、破骨细胞

(一)破骨细胞的形态

1.光镜特征

破骨细胞是多核巨细胞,细胞直径可达50 μm以上,胞核的大小和数目有很大的差异,15～20个不等,直径为10～100 μm。核的形态与成骨细胞、骨细胞的核类似,呈卵圆形,染色质颗粒细小,着色较浅,有1～2个核仁。在常规组织切片中,胞质通常为嗜酸性,但在一定pH下,用碱性染料染色,胞质呈弱嗜碱性,即破骨细胞具有嗜双色性。胞质内有许多小空泡。破骨细胞的数量较少,约为成骨细胞的1%,细胞无分裂能力。破骨细胞具有特殊的吸收功能,从事骨的吸收活动。破骨细胞常位于骨组织吸收处的表面,在吸收骨基质的有机物和矿物质的过程中,造成基质表面不规则,形成近似细胞形状的凹陷,称吸收陷窝。

2.电镜特征

功能活跃的破骨细胞具有明显的极性,电镜下分为4个区域,紧贴骨组织侧的细胞膜和胞质分化成皱褶缘区和亮区。

(1)皱褶缘区:此区位于吸收腔深处,是破骨细胞表面高度起伏不平的部分,光镜下似纹状缘,电镜观察是由内陷很深的质膜内褶组成,呈现大量的叶状突起或指状突起,粗细不均,远侧端可膨大,并常分支互相吻合,故名皱褶缘。ATP酶和酸性磷酸酶沿皱褶缘细胞膜分布。皱褶缘细胞膜的胞质面有非常细小的鬃毛状附属物,长15～20 nm,间隔约20 nm,使该处细胞膜比其余部位细胞膜厚。突起之间有狭窄的细胞外裂隙,其内含有组织液及溶解中的羟基磷灰石、胶原蛋白和蛋白多糖分解形成的颗粒。

(2)亮区或封闭区:环绕于皱褶缘区周围,微微隆起,平整的细胞膜紧贴骨组织,好像一堵环行围堤,包围皱褶缘区,使皱褶缘区密封与细胞外间隙隔绝,造成一个特殊的微环境。因此将这种环行特化的细胞膜和细胞质称为封闭区。切面上可见两块封闭区位于皱褶缘区两侧。封闭区有丰富的肌动蛋白微丝,但缺乏其他细胞器。电镜下观察封闭区电子密度低,故又称亮区。破骨细胞若离开骨组织表面,皱褶缘区和亮区均消失。

(3)小泡区:此区位于皱褶缘的深面,内含许多大小不一、电子密度不等的膜被小泡和大泡。小泡数量多,为致密球形,小泡是初级溶酶体或内吞泡或次级溶酶体,直径为 $0.2\sim0.5~\mu m$。大泡数目少,直径为 $0.5\sim3.0~\mu m$,其中有些大泡对酸性磷酸酶呈阳性反应。小泡区还有许多大小不一的线粒体。

(4)基底区:位于亮区和小泡区的深面,是破骨细胞远离骨组织侧的部分。细胞核聚集在该处,胞核之间有一些粗面内质网、发达的高尔基复合体和线粒体,还有与核数目相对应的中心粒,很多双中心粒聚集在一个大的中心粒区。破骨细胞膜表面有丰富的降钙素受体和亲玻粘连蛋白(或称细胞外粘连蛋白)受体等,参与调节破骨细胞的活动。破骨细胞表型的标志是皱褶缘区和亮区及溶酶体内的抗酒石酸酸性磷酸酶,细胞膜上的 ATP 酶和降钙素受体,及降钙素反应性腺苷酸环化酶活性。近年的研究发现,破骨细胞含有固有型一氧化氮合酶和诱导型一氧化氮合酶,用 NADPH-黄递酶组化染色,破骨细胞呈强阳性,这种酶是 NOS 活性的表现。

(二)破骨细胞的功能

破骨细胞在吸收骨质时具有将基质中的钙离子持续转移至细胞外液的特殊功能。骨吸收的最初阶段是羟磷灰石的溶解,破骨细胞移动活跃,细胞能分泌有机酸,使骨矿物质溶解和羟基磷灰石分解。在骨的矿物质被溶解吸收后,接下来就是骨的有机物质的吸收和降解。破骨细胞可分泌多种蛋白分解酶,主要包括半胱氨酸蛋白酶(CP)和基质金属蛋白酶(MMP)两类。有机质经蛋白水解酶水解后,在骨的表面形成 Howships 陷窝。在整个有机质和无机矿物质的降解过程中,破骨细胞与骨的表面是始终紧密结合的。此外,破骨细胞能产生一氧化氮(NO),NO 对骨吸收具有抑制作用,与此同时破骨细胞数量也减少。

第二节 骨 的 基 质

骨的基质简称骨质,即钙化的骨组织的细胞外基质。骨基质含水较少,仅占骨重量的 8%～9%。骨基质由有机质和无机质两种成分构成。

一、无机质

无机质即骨矿物质，又称骨盐，占干骨重量的 65%～75%，其中 95% 是固体钙和磷，无定形的钙-磷固体在嫩的、新形成的骨组织中较多（40%～50%），在老的、成熟的骨组织中少（25%～30%）。骨矿物质大部分以无定形的磷酸钙和结晶的羟基磷灰石 $[Ca_{10}(PO_4)_6(OH)_5]$ 的形式分布于有机质中。无定形磷酸钙是最初沉积的无机盐，以非晶体形式存在，占成人骨无机质总量的 20%～30%。无定形磷酸钙继而组建成结晶的羟基磷灰石。电镜下观察，羟基磷灰石结晶呈柱状或针状，长 20～40 nm，宽 2～3 nm。经 X 线衍射法研究表明，羟基磷灰石结晶体大小很不相同，体积为 (2.5～5) nm×40 nm×(20～35) nm。结晶体体积虽小，但密度极大，每克骨盐含 1 016 个结晶体，故其表面积甚大，可达 100 m²。它们位于胶原纤维表面和胶原纤维之间，沿纤维长轴以 60～70 nm 的间隔规律地排列。在液体中的结晶体被一层水包围形成一层水化壳，离子只有通过这层物质才能达到结晶体表面，有利于细胞外液与结晶体进行离子交换。羟基磷灰石主要由钙、磷酸根和羟基结合而成。结晶体还吸附许多其他矿物质，如镁、钠、钾和一些微量元素，包括锌、铜、锰、氟、铅、锶、铁、铝、镭等。因此，骨是钙、磷和其他离子的储存库。这些离子可能位于羟基磷灰石结晶的表面，或能置换晶体中的主要离子，或者两者同时存在。

骨骼中的矿物质晶体与骨基质的胶原纤维之间存在十分密切的物理-化学和生物化学-高分子化学结构功能关系。正常的羟磷灰石形如长针状，大小较一致，有严格的空间定向，如果羟磷灰石在骨矿化前沿的定点与排列紊乱，骨的矿化即可发生异常，同时也使基质的生成与代谢异常。

二、有机质

有机质包括胶原纤维和无定形基质（蛋白多糖、脂质，特别是磷脂类）。

（一）胶原纤维

胶原纤维是一种结晶纤维蛋白原，被包埋在含有钙盐的基质中。在有机质中胶原纤维占 90%，人体的胶原纤维大约 50% 存在于骨组织。构成骨胶原纤维的化学成分主要是 Ⅰ 型胶原，占骨总重量的 30%，还有少量 Ⅴ 型胶原，占骨总重量的 1.5%。在病理情况下，可出现 Ⅲ 型胶原。骨的胶原纤维与结缔组织胶原纤维的形态结构基本相同，分子结构为 3 条多肽链，每条含有 1 000 多个氨基酸，交织呈绳状，故又称三联螺旋结构。胶原纤维的直径为 50～70 nm，具有 64 nm 周期性横纹。Ⅰ型胶原由 20 多种氨基酸组成,其中甘氨酸约占 33%,脯氨酸和羟脯氨酸约占 25%。骨的胶原纤维和其他胶原蛋白的最大不同在于它在稀酸液中不膨胀,也不溶解于可溶解其他胶原的溶剂中,如中性盐和稀酸溶液等。骨的胶原纤维具有这些特殊的物理性能,是由于骨Ⅰ型胶原蛋白分子之间有较多的分子间交联。骨胶原与羟磷灰石结晶结合,形成了抗挤压和抗拉扭很强的骨组织。随着骨代谢不断进行,胶原蛋白也不断降解和合成。胶原的功能是使各种组织和器官具有强度完整性,1 mm 直径的胶原可承受 10~40 kg 的力。骨质含的胶原细纤维普遍呈平行排列,扫描电镜下胶原细纤维分支,形成连接错综的网状结构。

(二)无定形基质

无定形基质仅占有机质的 10% 左右,是一种没有固定形态的胶状物,主要成分是蛋白多糖和蛋白多糖复合物,后者由蛋白多糖和糖蛋白组成。

蛋白多糖类占骨有机物的 4%~5%,由一条复杂的多肽链组成,还有几个硫酸多糖侧链与其共价连接。多糖部分为氨基葡聚糖,故 PAS 反应阳性,某些区域呈弱的异染性。尽管骨有机质中存在氨基葡聚糖,但由于含有丰富的胶原蛋白,骨组织切片染色呈嗜酸性。还有很少脂质,占干骨重 0.1%,主要为磷脂类、游离脂肪酸和胆固醇等。

无定形基质含有许多非胶原蛋白,占有机物的 0.5%,近年来已被分离出来的主要有以下几种。

1.骨钙蛋白

骨钙蛋白或称骨钙素,骨钙蛋白是骨基质中含量最多的非胶原蛋白,在成人骨中约占非胶原蛋白总量的 20%,占骨基质蛋白质的 1%~2%。它是一种依赖维生素 K 的蛋白质,由 47~351 个氨基酸残基组成的多肽,其中的 2~3 个氨基酸残基中含有 γ-羧基谷氨酸残基(GIA)链,相对分子质量为 5 900。一般认为骨钙蛋白对羟基磷灰石有很高亲和力,在骨组织矿化过程中,能特异地与骨羟基磷灰石结晶结合,主要通过侧链 GIA 与晶体表面的 Ca^{2+} 结合,每克分子骨钙蛋白能结合 2~3 mol 的 Ca^{2+},从而促进骨矿化过程。骨钙蛋白对成骨细胞和破骨细胞前体有趋化作用,并可能在破骨细胞的成熟及活动中起作用。骨钙蛋白还可能控制骨 Ca^{2+} 的进出,影响肾小管对 Ca^{2+} 的重吸收,提示它参与调节体内钙的平衡。当成骨细胞受 1,25-$(OH)_2D_3$ 刺激,可产生骨钙蛋白。此外,肾、肺、脾、胰和胎盘的一些细胞也能合成骨钙蛋白。

骨钙素的表达受许多激素、生长因子和细胞因子的调节。上调骨钙素表达

的因子主要是 $1,25-(OH)_2D_3$，而下调其表达的因子有糖皮质激素、TGF-B、PGE2、IL-2、TNF-A、IL-10、铅元素和机械应力等。

2.骨桥蛋白

骨桥蛋白(OPN)又称骨唾液酸蛋白 I ，分泌性磷蛋白，是一种非胶原蛋白，主要由成骨性谱系细胞和活化型 T 淋巴细胞表达，存在于骨组织、外周血液和某些肿瘤中。OPN分子大约由 300 个氨基酸残基组成，相对分子质量为 44 000~375 000，其突出的结构特点是含有精氨酸-甘氨酸-天冬氨酸基序。骨桥蛋白具有 9 个天冬氨酸的区域，该处是同羟基磷灰石相互作用的部位，故对羟基磷灰石有很高的亲和力。骨桥蛋白浓集在骨形成的部位、软骨成骨的部位和破骨细胞同骨组织相贴的部位，它是成骨细胞和破骨细胞黏附的重要物质，是连接细胞与基质的桥梁。骨桥蛋白不仅由成骨细胞产生，破骨细胞也表达骨桥蛋白mRNA，表明破骨细胞也能合成骨桥蛋白。此外，成牙质细胞、软骨细胞、肾远曲小管上皮细胞，胎盘、神经组织及骨髓瘤的细胞也分泌骨桥蛋白。

OPN 能与骨组织的其他组分结合，形成骨代谢的调节网络。破骨细胞中的 OPN 与 $CD_{44}/\alpha V\beta_3$ 受体形成复合物，可促进破骨细胞的移行。

3.骨唾液酸蛋白

骨唾液酸蛋白又称骨唾液酸蛋白 II （BSP II），是酸性磷蛋白，相对分子质量为 7 000 000，40%~50% 由碳水化合物构成，13%~14% 为唾液酸，有 30% 的丝氨酸残基磷酸化。BSP II 在骨中占非胶原蛋白总量的 15% 左右。BSP II 的功能是支持细胞黏附，对羟基磷灰石有很高的亲和力，具有介导基质矿化作用。它由成骨细胞分泌。

4.骨酸性糖蛋白-75

骨酸性糖蛋白-75（BAG-75）含有 30% 的强酸残基，8% 的磷酸，是酸性磷蛋白，相对分子质量为 75 000 000。它存在于骨骺板中，其功能与骨桥蛋白和BSP II 一样，对羟基磷灰石有很强的亲和力，甚至比它们还大。

5.骨粘连蛋白

骨粘连蛋白又称骨连接素，它是一种磷酸化糖蛋白，由 303 个氨基酸残基组成，相对分子质量为 32 000 000，其氨基酸末端具有强酸性，有 12 个低亲和力的钙结合位点和一个以上高亲和力的钙结合位点。骨粘连蛋白能同钙和磷酸盐结合，促进矿化过程。能使 I 型胶原与羟基磷灰石牢固地结合，它与钙结合后引起本身分子构型变化。如果有钙螯合剂，骨粘连蛋白即丧失其选择性结合羟基磷灰石能力。骨粘连蛋白在骨组织中含量很高，由成骨细胞产生。但一些非骨组织也存在骨粘连蛋白,如软骨细胞、皮肤的成纤维细胞、肌腱的腱细胞、消化道上皮细胞及成牙质细胞也可产生。骨连蛋白还与Ⅰ型、Ⅲ型和Ⅴ型胶原及与血小板反应素-1结合,并增加纤溶酶原活化抑制因子-1的合成。骨连蛋白可促进牙周组织MMP-2的表达,同时还通过OPG调节破骨细胞的形成。

6.钙结合蛋白

钙结合蛋白是一种维生素D依赖蛋白,存在于成骨细胞、骨细胞和软骨细胞胞质的核糖体和线粒体上,成骨细胞和骨细胞突起内及细胞外基质小泡内也有钙结合蛋白,表明钙结合蛋白沿突起传递,直至细胞外基质小泡。所以,钙结合蛋白是一种钙传递蛋白,基质小泡内的钙结合蛋白在矿化过程中起积极作用。此外,钙结合蛋白还存在于肠、子宫、肾和肺等,体内分布较广。

7.纤连蛋白

纤连蛋白主要由发育早期的成骨细胞表达,以二聚体形式存在,相对分子质量约为400 000,两个亚基中含有与纤维蛋白、肝素等的结合位点,亦可与明胶、胶原、DNA、细胞表面物质等结合。纤连蛋白主要由成骨细胞合成,主要功能是调节细胞黏附。成骨细胞的发育和功能有赖于细胞外基质的作用,基质中的黏附受体将细胞外基质与成骨细胞的细胞骨架连接起来,二氢睾酮可影响细胞外基质中纤连蛋白及其受体的作用,刺激纤连蛋白及其受体ALP、OPG的表达。

第三节 骨 的 种 类

一、解剖分类

成人有206块骨,可分为颅骨、躯干骨和四肢骨三部分。前两者也称为中轴骨。按形态可分为4类。

(一)长骨

长骨呈长管状,分布于四肢。长骨分一体两端,体又称骨干,内有空腔,称髓腔,容纳骨髓。体表面有1~2个主要血管出入的孔,称滋养孔。两端膨大称为骺,具有光滑的关节面,活体时被关节软骨覆盖。骨干与骺相邻的部分称为干骺端,幼年时保留一片软骨,称为骺软骨。通过骺软骨的软骨细胞分裂繁殖和骨化,长骨不断加长。成年后,骺软骨骨化,骨干与骺融合为一体,原来的骺软骨部位形成骺线。

(二)短骨

形似立方体,往往成群地联结在一起,分布于承受压力较大而运动较复杂的部位,如腕骨。

(三)扁骨

呈板状,主要构成颅腔、胸腔和盆腔的壁,以保护腔内器官,如颅盖骨和肋骨。

(四)不规则骨

形状不规则,如椎骨。有些不规则骨内具有含气的腔,称含气骨。

二、组织学类型

骨组织根据其发生的早晚、骨细胞和细胞间质的特征及其组合形式,可分为未成熟的骨组织和成熟的骨组织。前者为非板层骨,后者为板层骨。胚胎时期最初形成的骨组织和骨折修复形成的骨痂,都属于非板层骨,除少数几处外,它们或早或迟被以后形成的板层骨所取代。

(一)非板层骨

非板层骨又称为初级骨组织。可分两种,一种是编织骨,另一种是束状骨。编织骨比较常见,其胶原纤维束呈编织状排列,因而得名。胶原纤维束的直径差异很大,但粗大者居多,最粗直径达 13 μm,因此又有粗纤维骨之称。编织骨中的骨细胞分布和排列方向均无规律,体积较大,形状不规则,按骨的单位容积计算,其细胞数量约为板层骨的 4 倍。编织骨中的骨细胞代谢比板层骨的细胞活跃,但前者的溶骨活动往往是区域性的。在出现骨细胞溶骨的一些区域内,相邻的骨陷窝同时扩大,然后合并,形成较大的无血管性吸收腔,使骨组织出现较大的不规则囊状间隙,这种吸收过程是清除编织骨以被板层骨取代的正常生理过程。编织骨中的蛋白多糖等非胶原蛋白含量较多,故基质染色呈嗜碱性。若骨盐含量较少,则 X 线更易透过。编织骨是未成熟骨或原始骨,一般出现在胚胎、新生儿、骨痂和生长期的干骺区,以后逐渐被板层骨取代,但到青春期才取代完全。在牙床、近颅缝处、骨迷路、腱或韧带附着处,仍终身保存少量编织骨,这些编织骨往往与板层骨掺杂存在。某些骨骼疾病,如畸形性骨炎、氟中毒、原发性甲状旁腺功能亢进引起的囊状纤维性骨炎、肾病性骨营养不良和骨肿瘤等,都会出现编织骨,并且最终可能在患者骨中占绝对优势。束状骨比较少见,也属粗纤维骨。它与编织骨的最大差异是胶原纤维束平行排列,骨细胞分布于相互平行的纤维束之间。

(二)板层骨

板层骨又称次级骨组织,它以胶原纤维束高度有规律地成层排列为特征。胶原纤维束一般较细,因此又有细纤维骨之称。细纤维束直径通常为 $2\sim4~\mu m$,它们排列成层,与骨盐和有机质结合紧密,共同构成骨板。同一层骨板内的纤维大多是相互平行的,相邻两层骨板的纤维层则呈交叉方向。骨板的厚薄不一,一般为 $3\sim7~\mu m$。骨板之间的矿化基质中很少存在胶原纤维束,仅有少量散在的胶原纤维。骨细胞一般比编织骨中的细胞小,胞体大多位于相邻骨板之间的矿化基质中,但也有少数散在于骨板的胶原纤维层内。骨细胞的长轴基本与胶原纤维的长轴平行,显示了有规律的排列方向。

在板层骨中,相邻骨陷窝的骨小管彼此通连,构成骨陷窝-骨小管-骨陷窝通道网。由于骨浅部骨陷窝的部分骨小管开口于骨的表面,而骨细胞的胞体和突起又未充满骨陷窝和骨小管,因此该通道内有来自骨表面的组织液。通过骨陷窝-骨小管-骨陷窝通道内的组织液循环,既保证了骨细胞的营养,又保证了骨组织与体液之间的物质交换。若骨板层数过多,骨细胞所在位置与血管的距离超过 $300~\mu m$,则不利于组织液循环,其结果往往导致深层骨细胞死亡。一般认为,板层骨中任何一个骨细胞所在的位置与血管的距离均在 $300~\mu m$ 以内。

板层骨中的蛋白多糖复合物含量比编织骨少,骨基质染色呈嗜酸性,与编织骨的染色形成明显的对照。板层骨中的骨盐与有机质的关系十分密切,这也是与编织骨的差别之一。板层骨的组成成分和结构特点,赋予板层骨抗张力强度高、硬度强的特点,而编织骨的韧性较大,弹性较好。编织骨和板层骨都参与松质骨和密质骨的构成。

第二章　手腕部损伤的治疗

第一节　指屈肌腱损伤

一、肌腱功能检查

肌腱损伤的患者,由于活动伤指时造成疼痛而常不配合医师检查,特别是儿童、婴幼儿的肌腱损伤,易造成漏诊、误诊。陈旧性肌腱损伤也会因肌腱断端粘连,或合并其他组织损伤所致的功能障碍给检查者造成困难。肌腱损伤应按照问、望、触、活动测量的检查程序进行。

(一)问诊

询问患者受伤的经过,致伤物及伤后伤手活动情况。

(二)望诊

手部受伤部位、伤口的形态或伤口瘢痕及瘢痕类型等。手的姿势,对照手休息位(图 2-1)常可提供肌腱损伤的线索。手不用任何力量的情况下,手内在肌与外在肌张力处于相对平衡状态时,手的位置为腕关节轻度背伸 10°～15°,并有 10°尺偏;掌指关节、指间关节呈半屈曲状,从示指至小指,屈曲角度逐渐加大,各指尖指向腕舟骨结节。拇指轻度外展,指腹接近或触及示指近侧指间关节。

当手内屈、伸肌腱损伤后,其肌腱的平衡力被破坏,肌腱张力变化造成手姿势改变。如屈指肌腱断裂,由于伸指肌张力的作用,休息位时该指呈伸直位。

(三)触诊

利用手指的触觉,检查肌腱的功能、肌腱滑动或张力变化,是否有连续性及断端在什么位置。

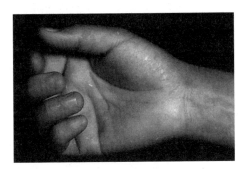

图 2-1　手的休息位

(四)手指活动与测量

根据屈伸活动的特点,分别检查手指主、被动屈伸活动,记录其活动范围、活动方式及力量。肌腱损伤诊断的描述,可按照下列顺序书写:肌腱损伤类别、指别、部位。

二、肌腱损伤处理原则

(一)修复时机

1.一期缝合

屈伸肌腱无论在何区域断裂,只要情况允许,都应该进行一期缝合。肌腱修复时应注意以下几个情况。

(1)开放损伤时间、地点、致伤物、污染情况。

(2)肌腱损伤平面,屈、伸肌腱断裂时手指处于何位置,以估计肌腱断端回缩部位。

(3)肌腱断裂的数目,有无合并神经、血管及与关节损伤。

(4)术者是否有熟练的肌腱修复技术。

2.二期缝合

在条件具备的情况下,均应行肌腱一期缝合,有下列问题可考虑行肌腱的二期缝合。

(1)肌腱有缺损,直接缝合有困难。

(2)肌腱缝合部位皮肤缺损,需行皮肤移植或皮瓣覆盖。

(3)严重的挤压伤,合并骨与关节粉碎性骨折。

(4)伤口污染严重。

3.迟延缝合

(1)肌腱损伤时伤口污染严重,不能一期闭合伤口。

（2）患者有其他损伤，危及生命时。

（3）医师不熟悉肌腱外科手术操作。

肌腱迟延缝合也应尽早进行，待伤口清洁、条件适宜时立即手术。否则时间过久，肌腱断端回缩，肌肉继发挛缩，则直接缝合困难。

（二）肌腱缝合要求

肌腱缝合后影响功能结果的主要原因是肌腱粘连。为此，在肌腱缝合方法与应用材料方面应有所讲究。力求肌腱缝合方法简便、可靠、有一定的抗张能力，并尽可能减少腱端缝合处血管绞窄。

（三）局部条件要求

肌腱愈合所需营养，主要是血液供给与滑液作用。所以，修复的肌腱应位于较完整的滑膜鞘内，或富于血循环的松软组织床内，肌腱愈合质量好，粘连少。在缺血的组织内，瘢痕覆盖部位或裸露的硬韧组织，如鞘管、韧带、肌膜、骨创面等，不宜修复肌腱。

（四）腱鞘的处理

过去认为，修复的肌腱需从周围组织长入侧支循环才好愈合。所以缝合肌腱如在腱鞘内必须行鞘管切除，使缝接处直接与周围组织接触。近些年认识到损伤或修复肌腱，自身可以愈合，滑液的作用对愈合也很重要。完整的鞘管，不但不会妨碍肌腱的愈合，而且还是防止肌腱粘连的很好屏障。因此，在手指屈肌腱鞘内做肌腱缝合，较完整的鞘管不应切除，应予修复。破损较重，或壁层滑膜已不存在的鞘管应予切除。要考虑在适当的部位（A_2、A_4）保留滑车，以利于肌腱功能的恢复。

（五）早期功能练习

肌腱缝合后，早期有控制的活动是防止肌腱粘连的有力措施。可加速肌腱愈合，减少粘连发生。早期被动活动应在严格监督及指导下进行，避免在锻炼时发生肌腱缝合处的断裂。

目前，手部肌腱修复手术，还不够普及，所以新鲜的手部肌腱损伤，特别是屈指腱鞘内的肌腱损伤，不强求每位首诊医师都必须做一期修复，如果技术有困难，可以留给较有经验者行迟延一期修复或二期修复。这样做虽不理想但情有可原，比不掌握肌腱修复技术勉强施行的结果要好。

三、肌腱缝合技术

(一)缝合材料

要求拉伸性能好,组织反应少。目前多采用无创伤单直针或双针肌腱缝合线。

(二)肌腱缝合方法

1.肌腱端-端缝合

其适用于新鲜肌腱断裂缝合,或直径相等的肌腱移植缝接。

(1)Bunnell 缝合法:采用 3-0 无创、尼龙或涤纶线双直针,距肌腱断端 6 mm 处横穿一针,将肌腱缝线的一半拉出肌腱对侧缘后,反复 4 次。然后用同样的方法缝合断腱另一端,将断腱两端对合结扎缝线(图 2-2)。

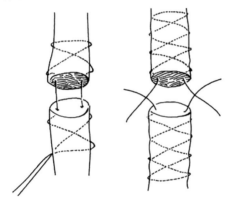

图 2-2　Bunnell 缝合法

此缝合方法使缝接处抗张力较强,可用于鞘管内屈肌腱缝合。但由于缝合线反复地穿插易造成肌腱断端处血循环绞窄。现多不采用。

(2)Kessler 缝合法(或改良法):是目前常采用的肌腱缝合方法之一。采用双直针 5-0 无创缝线,从腱一侧断端进针,距断端 5 mm 处出针,再横形穿过肌腱,再纵形进针,从断端穿出。以同样方法缝合对侧断端。两断端对合结扎缝线。此方法缝接处结扎线埋在腱内,抗张力较强,且缝线作用力为纵向,无绞窄腱端血管作用(图 2-3)。

改良 Kessler 方法,是在上述缝合方法上,在肌腱断端处加一圈间断缝合,以加强缝合处的抗张能力,并使缝合处光滑平整。

(3)Kleinert 缝合法:适用于新鲜或陈旧性肌腱损伤缝合。采用 3-0 无创伤双直针线,在距断端 5 mm 处水平进针,从对侧穿出,然后再斜形进针并于断端穿出。再用一侧的针线,在另一断端作同样形式的缝合。此缝合方法简便易行,抗拉力强,对肌腱断端血循环影响小(图 2-4)。

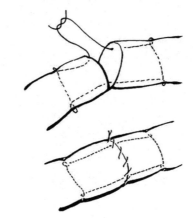

图 2-3　Kessler 缝合法

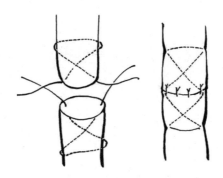

图 2-4　Kleinert 缝合法

(4)津下缝合法:用 3-0 或 5-0 圈形肌腱缝合线,距断端约 1 cm 处横形穿一针,出针后再套入圈内,拉紧后锁住少量肌腱纤维,偏掌侧将针纵向穿入肌腱并从断端引出,然后再穿入对侧断端,离断端1 cm处将针穿出,拉紧对合好断端后,将线的一端剪断,再于出针处旁缝合,打结固定(图 2-5)。粗的肌腱可做双套圈缝合,抗拉力较强,此缝合方法对断端肌腱血循环干扰较少。

2.肌腱端-侧缝合

(1)一条与多条肌腱端-侧缝合法:应用一条肌腱带动多条肌腱时采用。用11 号尖刀在肌腱适当部位戳穿,将要移位的肌腱劈开穿过肌腱裂隙缝合。用同样方法,穿抽两次缝合,最后将移位肌腱断端部分切除,断端用接受移位的肌腱包埋。

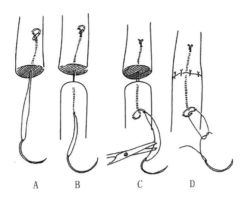

图 2-5 津下缝合法

(2)单条肌腱端-侧缝合法：常用于两直径不等肌腱缝合，先将粗肌腱用11号刀做切口，将细肌腱穿入裂隙并缝合，再于粗肌腱的稍远端处与第一个切口成90°位切开，再将细腱远端穿入并缝合，如此穿抽缝合2～3次，将粗肌腱断端修剪成鱼嘴状包绕细肌腱，使肌腱位于粗腱中央部位。

(3)肌腱-骨缝合法：用于肌腱止点重建术。用小骨刀在固定肌腱处掀起一骨皮质，或用骨钻钻孔以接纳肌腱。用细钢丝将肌腱端做"8"字缝合，然后将钢丝分别从骨创面两侧穿向背侧，拉紧钢丝，使肌腱端嵌入骨创面内。穿出的钢丝在指背侧用纽扣或纱布卷固定。拆线时剪断一侧钢丝，牵拉出另一端即可（图 2-6）。

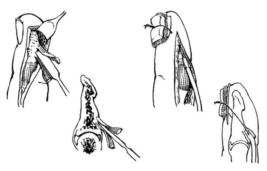

图 2-6 肌腱-骨固定

四、屈指肌腱修复

(一)屈指肌腱分区

屈指肌腱自前臂肌肉-肌腱交界处，至该肌腱抵止处，经前臂、腕管、手掌和手指纤维鞘管，各部分有不同的解剖特点，可分为 5 个区域（图 2-7）。

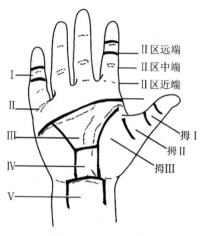

图 2-7　屈指肌腱分区

1.屈指肌腱Ⅰ区

由指浅屈肌腱止点至指深屈肌腱止点,鞘管内仅有指深屈肌腱一条肌腱。

2.屈指肌腱Ⅱ区

从远侧掌横纹,即指纤维鞘管起始处,至中节指骨中远处(或指浅屈肌腱抵止处)。此段肌腱位于鞘管内。指浅、深屈肌腱在此区互相交叉换位。

3.屈指肌腱Ⅲ区

从腕掌横韧带远侧缘到远端掌横纹即指纤维鞘管起始处。此段肌腱包括指浅、深屈肌腱,示、中、环指屈肌腱被覆腱周组织,小指屈指肌腱位于滑膜鞘内。蚓状肌起自此段的指深屈肌腱。

4.屈指肌腱Ⅳ区

位于腕管内的屈肌腱。腕管掌侧为硬韧的掌横韧带,尺侧、桡侧、背侧均为腕骨。在此狭窄的隧道里,共有9条肌腱和正中神经通过。腕管内肌腱排列为3层:浅层为中环指浅屈肌腱,中层为示、小指浅屈肌腱;深层为指深屈肌腱、拇长屈肌腱。

5.屈指肌腱Ⅴ区

腕管近侧缘至肌肉-肌腱交界处的一段肌腱,此段肌腱均被覆丰富的腱周组织。

(二)拇长屈肌腱分区

1.拇长屈肌腱Ⅰ区

自近节指骨中部至末节指骨基底肌腱抵止处。此区肌腱仅有滑膜鞘而无纤维鞘管。

2.拇长屈肌腱Ⅱ区

自掌指关节近端至近节指骨中部,此区肌腱位于拇指纤维鞘管内。在掌指关节掌侧,有两枚并列的籽骨,中间形成一狭窄的通路,很像两山之间的峡谷,拇长屈肌腱由此通过。

3.拇长屈肌腱Ⅲ区

拇长屈肌腱腱鞘起始处至腕管远侧缘。此处肌腱包绕在滑膜鞘中,其位置较深,处于拇收肌和拇短屈肌之间。

4.拇长屈肌腱Ⅳ区

在腕管内,拇长屈肌腱位置较深,紧贴腕管桡侧壁,该肌腱单独包裹在一个滑膜鞘内。

5.拇长屈肌腱Ⅴ区

起自拇长屈肌与肌腱移行部,至腕管近侧缘的肌腱。为单羽肌,在肌腱肌肉桡侧,在肌肉中的肌腱较长。

(三)新鲜屈指肌腱损伤修复

1.肌腱损伤原因

(1)锐器伤:致伤物为玻璃切割、刀刺伤等。其伤口整齐、污染不严重,以Ⅱ、Ⅲ区屈指肌腱断多见。

(2)复合性肌腱损伤:肌腱断裂合并有神经、血管及骨与关节损伤。致伤物多为机器伤,如电锯、电刨、车床等。其特点是多指、多部位,部分病例肌腱有缺损,或皮肤缺损。

(3)非开放性损伤:常为突发性暴力所致,肌腱自止点处撕裂。有的是不完全断裂。

2.肌腱一期缝合技术

屈指肌腱无论在哪一区断裂,应将原切口作延长,便于肌腱清创、缝合。但伤口延长时不应与手部皮肤横纹作垂直交叉,避免术后瘢痕挛缩影响关节活动。

在腕部切割伤做肌腱缝合时,勿将肌腱与神经缝合。正中神经与屈指肌腱所在位置不同,神经干呈浅黄色,外膜有营养的轴行血管,神经断面神经纤维束清晰可见。肌腱硬韧,为鱼肚白色,无轴行血管。

3.Ⅰ区屈指肌腱损伤修复

指深屈肌腱距止点在1 cm以内断裂,或从止点处撕脱,可切除远断端,将近端前移,做肌腱止点重建术。肌腱断裂距止点1 cm以上,则不宜做肌腱前移,应行肌腱直接缝合。否则肌腱张力加大,伸指活动受限。

4.Ⅱ区屈指肌腱损伤修复

(1)Ⅱ区近端肌腱断裂:单纯指浅屈肌腱断裂应予缝合。此部指深、浅屈肌腱断裂,应同时予以缝合。被动屈伸手指,如深肌腱缝合处与浅肌腱分叉处或鞘管有嵌顿,可只缝合深肌腱,切除部分浅肌腱或保留鞘管。

(2)Ⅱ区中部肌腱断裂:指浅屈肌腱在此处分为两股,变薄,包绕指深肌腱。指深肌腱渐从浅肌腱背侧穿出移行掌侧。此部位屈指肌腱断裂有 2 种情况。①单纯浅屈肌一股断裂,不需缝合,浅肌腱功能不受影响。②指深、浅屈肌腱断裂,指浅屈肌腱断裂两股中一股,有一部分止于指骨,近端不会回缩,仍起浅腱作用。只需修复指深屈肌腱。若浅肌腱两股全断并已回缩。除缝合深肌腱外,应缝合一股浅肌腱。

(3)Ⅱ区远端肌腱断裂:指浅屈肌腱已抵止在指骨上。多为指深屈肌腱单独断裂,应一期缝合。

5.Ⅲ区屈指肌腱损伤修复

指浅屈肌腱单一断裂或与指深屈肌腱同时断裂都应一期缝合。此区内指深屈肌腱断裂常涉及蚓状肌损伤,蚓状肌不需修复,缝合会造成该肌挛缩,引起手内"蚓状肌亢进"现象。用蚓状肌包裹深肌腱缝合部的方法,试图将深、浅屈肌腱,防止粘连,这是不可取的,同样容易造成蚓状肌短缩或瘢痕化,影响手指屈伸活动。

6.Ⅳ区屈指肌腱损伤修复

腕管内肌腱断裂,多为锐器伤所致。此处肌腱集中,正中神经与肌腱并行。故几条肌腱断裂并正中神经损伤常见。肌腱缝接后,局部肿胀、狭窄的腕管内没有缓冲的余地,容易发生粘连。故断裂的肌腱不宜全部缝合。单纯指浅屈肌腱断裂应一期缝合。指浅、深屈肌腱及拇长屈肌腱断裂,只修复指深屈肌腱及拇长屈肌腱,指浅屈肌腱切除一段,使其避开腕管,减少腕管内容积,便于指深屈肌腱及拇长屈肌腱修复后早期功能练习,减少粘连机会。

肌腱缝合点尽可能相互错开,如不能错开可以浅屈肌腱为动力与远端深肌腱缝接。术中需认真辨认组织,勿将正中神经与肌腱缝合。

7.Ⅴ区屈指肌腱损伤修复

前臂远端屈指肌腱断裂均应一期缝合。肌腱周围组织松软,缝合后粘连少,即使有少许粘连,对肌腱滑动影响也不大。此区肌腱缺损,近端可选用指浅屈肌移位修复指深屈肌功能。

8.拇长屈肌腱损伤修复

(1)Ⅰ区:拇长屈肌腱断裂距止点1 cm以内,不宜直接缝合,可将近断端前移重新做止点。肌腱有缺损时,可在腕关节近侧行拇长屈肌腱延长、远端做止点重建手术,使鞘管区内无缝合点,减少粘连机会。

(2)Ⅱ区:此区是在掌指关节部位,肌腱缝合后易于在籽骨处嵌顿,可切除部分鞘管解除嵌顿以减少粘连,或可采用肌腱延长前移方法,使缝合处避开籽骨区。

(3)Ⅲ区:拇长屈肌腱无长腱纽及蚓状肌附着,断裂后近端常回缩至腕部或前臂远端。常需在腕近端另做一切口才能找出,行端-端缝合。

(4)Ⅳ区:拇长屈肌腱位置较深,紧贴腕管的桡侧壁,故此区的肌腱断裂较少见。

(5)Ⅴ区:拇长屈肌腱断裂应予一期缝合。

(四)陈旧性屈指肌腱损伤的修复

肌腱因缺损或其他原因未能行一期修复,以及一期缝合失败者,则应予二期修复。常用的修复方法是肌腱直接缝合、肌腱移植和肌腱移位术。

1.Ⅰ区肌腱陈旧性损伤的修复

屈指肌腱此区损伤,指深屈肌腱有不同程度的回缩。由于断腱近端腱纽与蚓状肌的作用回缩距离不会很多,临床上表现为患指的远侧指间关节主动屈曲功能丧失,指浅屈肌腱功能正常,近侧指间关节有主动屈曲。

(1)肌腱断端直接缝合或肌腱近断端前移术:指深屈肌腱近断端有足够的长度,且远断端长度>1 cm,断端可直接缝合。若远断端<1 cm,可将其远端断腱切除,将近断端前移行屈肌腱止点重建术。

(2)远侧指间关节融合术:指深屈肌腱近端已有短缩或缺损,指浅屈肌腱功能正常,远侧指间关节被动活动不良,或关节已有损伤者,可行远侧指间关节功能位融合术。此方法有助于恢复伤指捏握功能,效果可靠。

(3)肌腱固定术:指深屈肌腱近端回缩较多不能直接缝合,远断端有1 cm以上的长度,可将断腱远断端固定在中节指骨上,使远侧指间关节保持稍屈的功能位。

(4)肌腱移植术:近、远侧关节被动活动正常,手指皮肤条件好的病例,可行肌腱移植术。

指深肌腱移植修复时,在指浅屈肌腱完好情况下,移植腱应穿过鞘内移植,若腱鞘已塌陷,则在腱鞘外移植重建滑车。

2.Ⅱ区肌腱陈旧性损伤的修复

此区单一指浅屈肌腱损伤,可不必修复。指深屈肌腱断裂,已不能直接缝合,指浅屈肌腱完好,可做远侧指间关节融合或肌腱固定。指浅、深屈肌腱均断裂,且不能直接缝合时,应行游离肌腱移植重建指深屈肌腱的功能。

3.Ⅲ区肌腱陈旧性损伤的修复

伤后时间较短,肌腱回缩不多,无论指浅、深屈肌腱均可直接缝合。时间过久,肌肉已发生挛缩,肌腱相对长度不足则行肌腱移植。

4.Ⅳ区肌腱陈旧性损伤的修复

腕管内肌腱较多,指浅屈肌腱、指深屈肌腱及拇长屈肌腱全部断裂,仅修复指深屈肌腱和拇长屈肌腱。需行肌腱移植时应将肌腱缝接点置于Ⅲ区与Ⅴ区内。

5.Ⅴ区肌腱陈旧性损伤的修复

此区内多条肌腱损伤较多见,并常合并正中神经,尺神经,尺、桡动脉的损伤。经验不足的医师,早期容易漏诊,以致遗留到后期处理。断裂的肌腱无缺损可直接缝合。如肌腱断裂不在一个平面,又因短缩或缺损不能直接缝合时,可将指浅屈肌腱与指深屈肌腱交替移位缝合,拇长屈肌腱可用肌腱近端延长方法解决。

拇长屈肌腱陈旧损伤的修复:拇长屈肌腱在拇指的任何区域断裂,张力不大均可做肌腱直接缝合。受伤时间短,肌肉挛缩较轻,利用屈曲腕关节可克服长度不足的缺点,术后经锻炼可达到正常滑动范围。肌腱有缺损,应行肌腱延长、移植或移位术。当各种修复方法均无条件时,也可行拇长屈肌腱远断端的肌腱固定术或指间关节融合术。

6.游离肌腱移植

游离肌腱移植手术适用于手部各区域内肌腱缺损的修复。肌腱缺损部位无明显瘢痕,手指关节被动屈伸良好,手指感觉存在,则可行游离肌腱移植。年龄过大或幼儿不适宜肌腱移植手术,术后效果常不理想。

7.肌腱两期重建手术

肌腱缺损区域有较多的瘢痕,关节被动活动较差,可行肌腱两期重建术。第一期用肌腱替代物硅胶条植入屈肌腱缺损处,待假腱鞘形成 4 周后行第二期手术,取出硅胶条,然后用自体肌腱移植。

8.滑车重建术

屈指肌腱鞘缺损,尤其重要部位的如 A₁、A₂、A₄ 等韧带缺损,手指屈曲时会造成肌腱离开指骨,呈弓弦状,减少了肌腱的机械效应,使手指屈伸功能障碍。

滑车重建术要求:①严格掌握手术适应证,避免重建滑车与肌腱互相粘连,影响肌腱的滑动。②重建滑车,以 A_2、A_4 最为重要,滑车重建并非越多越好,重建滑车本身会增加肌腱周围粘连机会。③重建滑车的松紧很重要,既要允许肌腱在滑车下滑动自如,又要避免重建滑车松弛起不到作用。调节滑车松紧时,可牵拉屈肌腱的近端,以肌腱滑动无阻力,肌腱又不致弓起为宜。④滑车重建后,早期不免与肌腱有些粘连,经一段时间的练习后才能恢复手指的屈伸功能,术前应与患者解释清楚。

术后手指功能位石膏制动,3～4周去除外固定,6周后加大活动强度。

9.同种异体肌腱移植

多条肌腱缺损修复时自体肌腱移植的来源受到限制。随着同种异体肌腱移植免疫学研究的进展,经处理的异体肌腱,组织抗原明显降低,使异体肌腱移植在临床上应用成为可能。

(五)儿童屈指肌腱损伤

儿童或婴幼儿肌腱损伤,多为锐器伤,复合伤较少见。致伤物为玻璃、破碗、水果刀等。肌腱损伤以手指鞘管区和手掌部常见。

1.儿童肌腱损伤特点

(1)诊断有一定困难。检查时由于疼痛恐惧心理,往往不配合医师检查。陈旧肌腱损伤,患儿常用邻指屈曲带动伤指的假屈指动作,容易误诊。

(2)肌腱缝接后,患儿不配合术后功能练习,不宜早期功能活动。手指主被动屈伸活动应在肌腱修复4周后进行。儿童肌腱愈合能力强,粘连机会较成人少,可利用儿童的心理特点,以玩具作为训练工具,有意识地训练手指的屈伸活动。

(3)肌腱缝接时,儿童尤其是婴儿的屈肌腱纤细,缝合材料应选用3-0或5-0无创线,肌腱修复更应遵守无创操作原则。

2.肌腱损伤检查与诊断

较大的儿童肌腱损伤后,常能与医师配合,检查方法同成人肌腱损伤。婴幼儿的肌腱损伤可结合伤口的位置,并仔细观察手指在休息位时的姿势变化及抓物时手指屈伸活动障碍以明确诊断的。屈指浅、深肌腱同时断裂,手指呈伸直位,仅掌指关节可以屈曲。单独指浅屈肌腱损伤,由于指深屈肌腱存在,常不表现出手指屈伸活动障碍。而单一指深屈肌腱损伤,如指浅屈肌腱功能好、近节指间关节屈曲正常,可掩饰指深屈肌腱损伤症状,应予以注意。

3.肌腱修复

(1)新鲜屈指肌腱断裂:只要条件允许,断裂的肌腱均应一期缝合,一旦错过一期缝合的机会,肌腱鞘管塌陷,近断端及肌腹短缩,给二期肌腱修复造成困难,很难获得较好结果。术后功能锻炼可用一些能引起儿童兴趣的玩具,以达到肌腱练习的目的。

(2)陈旧性屈指肌腱损伤:因各种原因未能一期缝合肌腱,则需要二期肌腱修复。肌腱移位和肌腱移植术是常用的修复方法。肌腱移植术后效果不理想。粘连率较高常合并有关节挛缩。再者,患儿年龄小,肌腱修复后不配合功能活动,随时间延长可继发骨与关节发育异常。

(六)屈指肌腱修复后早期被动活动

腱鞘区屈指肌腱修复术后,早期有控制地活动已证实具有促进肌腱愈合,减少粘连的作用,但肌腱再断裂发生率应引起重视。

五、肌腱粘连与松解

肌腱修复后,很难避免与周围组织发生粘连。一旦发生粘连,轻则影响肌腱的滑动,重则使肌腱修复手术失败。据相关统计,肌腱端-端缝合后肌腱松解率为30%,缝合后加有控制地早期活动的松解率为14%~17%,游离肌腱移植的松解率为40%。

(一)肌腱粘连原因与预防

1.粘连原因

(1)任何原因损伤肌腱,甚至肌腱上的针孔,也会发生粘连。

(2)肌腱缝合部位位于裸露的骨面或缺血性组织中,容易发生粘连。

(3)肌腱缝合方法不当,腱端血液循环受到障碍,影响肌腱的愈合,需从周围组织建立侧支循环以取得营养,是粘连的重要原因。

(4)不注意无创操作,如切口选择不当、肌腱暴露时间过长等,也是形成粘连的重要因素。

2.肌腱粘连的预防

(1)肌腱手术切口设计要合理,应避免与肌腱的纵长重叠或平行,以免其切口瘢痕与肌腱形成纵形粘连。切口垂直或斜形越过肌腱,切口与肌腱间只有点的接触,粘连机会和范围可以减少。

(2)肌腱缝接部位应置于血液循环良好的组织中,尽量避免与纤维鞘管、韧带、关节囊、骨性管沟,裸露的骨面及瘢痕等缺血性组织接触。如不能避免,可适当切除部分鞘管或韧带,开阔肌腱通路,改善肌腱营养条件。需彻底切除肌腱基床瘢痕,必要时预先改善皮肤覆盖条件。

(3)肌腱手术应遵守无创伤操作,腱端缝合要光滑,保护腱周组织,术中保持肌腱的湿润,减少肌腱在空气中、热光源下暴露过久,使肌腱表面干燥。

(4)肌腱修复术后避免发生血肿及感染。

(5)利用支具有控制地早期功能练习,是减少肌腱粘连的有效措施之一。

(二)肌腱松解术

肌腱松解术并不比肌腱缝合或游离肌腱移植等手术简单,有时操作要求更高。肌腱松解适应证选择合适、正确的手术操作,有效的功能练习,松解术后大多数病例都能获得良好的结果。操作不当、功能练习不当,反可使肌腱粘连较术前更广泛、严重。

肌腱修复5个月后,肌腱仍有明显的粘连及功能障碍,关节被动活动良好,覆盖肌腱皮肤条件也较好者,可施行肌腱松解术。皮肤瘢痕较多,局部血液循环差,肌腱松解术后,可能会产生更为严重的粘连。关节被动活动差,应加强关节的被动功能练习,而不宜行肌腱松解术。希望利用肌腱松解来恢复关节的活动是不能奏效的,因为在关节活动范围没有改善之前,松解的肌腱将很快再发生粘连。肌腱松解手术患者年龄不宜过小,婴幼儿的手术应于6岁后进行。由于肌腱松解后需功能练习,年龄小不宜配合,再者术后疼痛,患儿惧怕手指活动致使松解手术失败。

肌腱松解术24小时后,即可开始功能练习。要去除敷料,主动屈伸指活动。术后3~4天内,每天2~3次,每次2~3次屈伸患指。4天后,配合理疗,加大主动活动及被动活动。必要时配合支具练习。

影响肌腱松解效果的因素包括:①覆盖皮肤有较多瘢痕,或患指的神经、血管损伤,术后练习时组织肿胀明显,易再发生粘连。②肌腱有纤维性变,失去正常光泽,或已形成瘢痕索条,肌腱松解后易发生断裂或重新粘连。③肌腱松解与滑车重建若同期进行,为了顾及滑车的愈合,术后需要制动,其结果是松解的肌腱必然再发生粘连。④其他因素,如肌腱松解适应证不当及不符合手术操作要求等因素,都会影响肌腱松解术的效果。

六、肌腱修复疗效评价

肌腱修复后功能如何,应用统一的科学方法评价,在临床上有重要的价值。由于肌腱修复前的条件各异,如肌腱的损伤类型、部位,以及有无合并皮肤、骨与

骨科常见病治疗与重症处理

关节、神经、血管等组织损伤,因此评价肌腱修复结果是较困难的,有时即使在同样条件下实施手术,其结果也不相同。目前有数种肌腱功能评定方法,比较起来有的方法简便,且相对较全面,因而被普遍采用。

(一)手指总主动活动度评价法

1.手指总主动活动度(TAM)测量方法

测量掌指关节,近、远侧指间关节主动屈曲度,减去上述关节伸直受限角度之和。总主动屈曲度－总主动伸直受限度＝总主动活动度,即(MCP＋PIP＋DIP)－(MCP＋PIP＋DIP)＝TAM。

2.评价标准

优:屈伸活动正常,TAM＞220°;良:功能为健指＞75％;中:功能为健指＞50％;差:功能为健指＜50％,TAM＜180°。

(二)被动活动度评价法

测量掌指关节,远、近侧指部关节被动屈曲度总和,减去3个关节被动伸直受限的总和。

被动活动度和TPM评定法能较全面地反映手指肌腱的功能,参照对比手术前、后,主动与被动活动则更有意义。

第二节　指伸肌腱损伤

一、指伸肌腱分区及解剖特点

指伸肌腱自前臂背侧至手指末节背侧,其走行均位于皮下,仅腕背部肌腱走行于骨纤维鞘内。全程可分为5区(图2-8)。

(一)指伸肌腱Ⅰ区

从中节指骨中远1/3处至远节指骨基底指伸肌腱止点处。此处仅有指伸肌腱的终末腱。肌腱菲薄,呈膜状。

(二)指伸肌腱Ⅱ区

从近节指骨近端1/3处至中节指骨中远1/3处。此区肌腱呈3束。中央为中央束,两侧为侧腱束。中央束、侧腱束与横形纤维(横束)、斜形纤维(斜束)在

28

近节指间关节背侧构成帽状膜性结构(腱帽)。此处肌腱易受损伤,由于肌腱结构复杂,所以修复困难,疗效差。

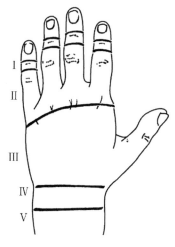

图 2-8　伸指肌腱分区

(三)指伸肌腱Ⅲ区

从腕背横韧带远侧缘至近节指骨近端 1/3 处。此区为指总伸肌腱的一部分。包括腱联合、掌指关节腱帽等结构。此区肌腱包绕松软的腱周组织,修复疗效较佳。

(四)指伸肌腱Ⅳ区

指伸肌腱走行于腕背鞘管内的部分。此区肌腱分别走行于 6 个骨纤维鞘内。由桡侧至尺侧,肌腱排列为拇长展肌腱和拇短伸肌腱,桡侧腕长、短伸肌腱,拇长伸肌腱,指总伸肌腱和示指固有伸肌腱,小指固有伸肌腱,尺侧腕伸肌腱。

(五)指伸肌腱Ⅴ区

从前臂腱腹交界处至腕背横韧带近侧缘。

二、指伸肌腱的临床检查方法

(一)指总伸肌腱

受检者腕关节维持在轻度伸腕位,屈曲远、近指间关节。检查者嘱受检者主动屈伸掌指关节,可在手背处看到指总伸肌腱绷起。指总伸肌腱损伤后,手指掌指关节不能主动伸直。

(二)桡侧腕长、短伸肌腱

受检者握拳,掌心向下。检查者将手指置于第 2、3 掌骨基底。嘱受检者紧握拳或伸腕,可触及肌腱绷起。桡侧腕长、短伸肌腱损伤后,腕关节桡偏伸腕障碍。

(三)尺侧腕伸肌腱

受检者腕关节尺偏、背伸,检查者在尺骨茎突远端的凹陷处可触及肌腱张力。尺侧腕伸肌腱损伤,腕关节尺偏伸腕障碍。

(四)示指固有伸肌腱

受检者手指握拳,能单独伸直示指。示指固有伸肌腱损伤,手指握拳时,不能单独伸直示指。

(五)小指固有伸肌腱

受检者手指握拳,能单独伸直小指。小指固有伸肌腱损伤,手指握拳时,不能单独伸直小指。

(六)拇长伸肌腱

受检者五指伸直,平放在桌面上,掌心向下。拇指可以做远离其他手指的动作。拇长伸肌腱损伤,拇指指间关节不能充分伸直。

(七)拇长展肌腱和拇短伸肌腱

受检者五指伸直,平放在桌面上,掌心向下,拇指做远离其他手指的动作。检查者可在鼻烟窝桡侧缘触及肌腱张力。拇长展肌腱和拇短伸肌腱损伤,拇指掌指关节不能充分伸直,拇指外展动作不充分。

(八)侧腱束

检查者用拇指和示指置于受检者近节指间关节的两侧,嘱受检者主动屈伸近节指间关节,检查者拇、示指可感觉到肌腱的张力。

(九)终末腱

检查者用手固定受检者的近节指间关节于伸直位,嘱受检者主动屈伸远节指间关节,可见远节指间关节主动伸直。

三、指伸肌腱损伤修复及处理原则

(一)Ⅰ区指伸肌腱损伤

1.临床表现

手指远侧指间关节不能主动伸直,呈半屈曲状,形成"锤状指"。

2.诊断要点

新鲜开放性损伤应注意远侧指间关节背侧关节囊的损伤。新鲜闭合性损伤应注意末节指骨有无撕脱性骨折。陈旧性锤状指应注意有无末节指骨撕脱骨折;远侧指间关节的关节面有无创伤性关节炎;关节囊有无挛缩及关节活动度情况。

3.治疗方案及原则

(1)新鲜指伸肌腱Ⅰ区损伤:①开放性指伸肌腱损伤应一期修复。②伴有撕脱骨折超过关节面1/3,且远侧指间关节半脱位的闭合性指伸肌腱损伤,可行手术治疗——撕脱骨片切开复位伸肌腱修复术。③闭合性锤状指,不伴有撕脱骨折者和闭合性锤状指畸形,伴有撕脱骨折不超过关节面的1/3且未有移位者可采用非手术治疗——石膏制动(包括支具制动)。④闭合性锤状指,不伴有撕脱骨折者和闭合性锤状指畸形,伴有撕脱骨折不超过关节面的1/3及移位者可采用支具制动或克氏针贯穿固定术。

(2)陈旧指伸肌腱Ⅰ区损伤:①远侧指间关节无损伤或创伤性关节炎,关节被动活动正常者,可采用肌腱重叠缝合术。②远侧指间关节无损伤或创伤性关节炎,关节活动正常,但断裂肌腱部位无可利用的组织行肌腱重叠缝合者,可采用侧腱束移位术。③远侧指间关节有损伤或合并创伤性关节炎,关节活动不正常或年龄偏大者可采用远侧指间关节融合术。

(二)Ⅱ区指伸肌腱损伤

1.临床表现

新鲜Ⅱ区指伸肌腱损伤表现为近侧指间关节不能主动伸直(中央束和侧腱束完全损伤)或伸直不协调(中央束和侧腱束不完全损伤)。

陈旧Ⅱ区指伸肌腱损伤由于中央束和近侧指间关节的背侧腱帽的损伤,两侧侧腱束逐渐从关节背侧滑向两旁,直至滑到指关节轴的掌侧,从而失去伸指功能,造成近侧指间关节屈曲畸形、远侧指间关节过伸畸形,形成"纽孔畸形"(图2-9)。如畸形持续存在,则造成近侧指间关节的掌侧关节囊和远侧指间关节的背侧关节囊挛缩。

2.诊断要点

(1)新鲜Ⅱ区指伸肌腱损伤:诊断时要特别注意,分清中央束单独损伤、中央束和侧腱束完全损伤、中央束和侧腱束不完全损伤、侧腱束有无滑脱等情况。

(2)陈旧Ⅱ区指伸肌腱损伤:诊断"纽孔畸形"时,应注意损伤持续时间;中央束和近侧指间关节的背侧腱帽损伤的程度;两侧侧腱束滑脱是否存在可复性;近侧指间关节的掌侧关节囊和远侧指间关节的背侧关节囊挛缩程度;关节主动与被动活动度情况。

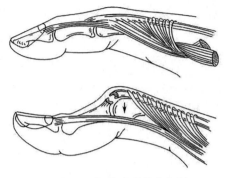

图 2-9　纽孔畸形发生机制

3.治疗方案及原则

(1)新鲜Ⅱ区指伸肌腱损伤:开放性损伤均采用手术治疗——肌腱缝合术;闭合性损伤可采用非手术治疗——石膏制动(包括支具制动)。

(2)陈旧Ⅱ区指伸肌腱损伤:①损伤时间短,单纯中央腱束损伤且缺损不多,被动伸指时两侧腱束仍可滑回手指背侧者,可采用中央腱束修复术。②两侧腱束轻度短缩,但近、远侧指间关节被动活动正常者,可采用侧腱束交叉缝合术。③损伤时间短,单纯中央腱束损伤且缺损超过0.5 cm,被动伸指时两侧腱束仍可滑回到手指背侧者,可采用中央腱束翻转肌腱瓣修复中央腱束或侧腱束中央移位替代中央束。④侧腱束损伤已不能利用者,可采用游离肌腱移植修复法。⑤侧腱束完整,但有严重挛缩者。如指背烧伤畸形者,可采用伸指肌腱止点切断术。

(三)Ⅲ区指伸肌腱损伤

1.临床表现

表现为掌指关节不能主动伸直;拇指表现为指间关节不能主动伸直。

2.诊断要点

由于联合键的存在,同时还有示指和小指固有伸肌腱,诊断时要特别注意,特别是在联合腱近端的损伤,仍可有伸直动作,但力量减弱,或伸指不完全,不要漏诊。

3.治疗方案及原则

(1)开放性损伤:采用手术治疗——肌腱缝合。

(2)闭合性损伤:损伤时间短,肌腱回缩缺损较少者,可采用肌腱缝合术;肌腱缺损较多者,可采用肌腱移植术或肌腱移位术;多条肌腱缺损,肌腱移植选用指长伸肌腱或异体肌腱移植。

(四)Ⅳ区指伸肌腱损伤

1.临床表现

表现为掌指关节不能主动伸直;拇指表现为指间关节不能主动伸直。

2.诊断要点

注意肌腱损伤的同时,有无骨纤维鞘管的损伤。

3.治疗方案及原则

(1)新鲜开放性损伤:采用手术治疗——肌腱缝合。

(2)陈旧性肌腱损伤:常采用肌腱移植术。

(五)Ⅴ区指伸肌腱损伤

1.临床表现

表现为掌指关节不能主动伸直;拇指表现为指间关节不能主动伸直。

2.诊断要点

注意肌腱受损的数目、部位,不要漏诊。

3.治疗方案及原则

(1)新鲜开放性损伤:指伸肌腱腱性部分的损伤应采用一期肌腱缝合术。指伸肌腱腱腹交界部分的损伤,肌腱与肌腹不宜直接缝合者,应采用肌腱移位术。

(2)陈旧肌腱损伤:肌腱损伤缺损较多,或肌腹纤维化者,可采用肌腱移位术。单一肌腱缺损者,可采用受损肌腱与其他正常动力腱编织缝合。肌腱损伤缺损较少,肌腹的收缩和滑动功能正常者,可采用肌腱移植修复术。

(六)拇长伸肌腱损伤的修复

1.临床表现

表现为拇指指间关节不能充分伸直。

2.诊断要点

由于拇长伸肌腱的解剖特点,损伤肌腱易回缩。注意近断端的位置及肌腱与桡骨 Lister 结节的关系。

3.治疗方案及原则

(1)Ⅰ区肌腱断端回缩不多,一般可直接缝合。如瘢痕连续,可将肌腱重叠缝合。

(2)Ⅱ～Ⅲ区肌腱近断端回缩较多,肌腹常出现挛缩,不可直接缝合。可将拇长伸肌腱从纤维鞘管中抽出置于皮下走直线,克服肌腱长度不足的缺点。也可采用示指固有伸肌腱移位重建伸拇功能或肌腱移植术。

(3)Ⅳ～Ⅴ区可行肌腱移位或肌腱移植术。

四、常见指伸肌腱损伤

(一)锤状指畸形

1.伸指肌腱止点切割伤

(1)临床表现:①远侧指间关节背侧皮肤破损;②远侧指间关节不能主动伸直。

(2)治疗方案及原则:清创缝合,肌腱修复,用石膏或支具将患指固定在近侧指间关节屈曲,远侧指间关节过伸位。远侧指间关节可用细克氏针固定。

2.伸指肌腱止点处撕裂

(1)临床表现:远侧指间关节呈下垂状,不能主动伸直。

(2)诊断要点:①患指戳伤史,或类风湿关节炎、骨性关节炎累及远侧指间关节。②远侧指间关节呈下垂状,不能主动伸直。③X线检查除外末节基底背侧撕脱骨折。

(3)治疗方案及原则如下。①保守治疗:用于早期新鲜伤,用石膏或支具将患指近侧指间关节屈曲,远侧指间关节过伸位制动6周。②手术治疗:常用于保守治疗失败的晚期修复。远侧指间关节被动背伸良好。在远侧指间关节处将伸肌腱松解,将肌腱瘢痕少量切除或重叠缝合,再过伸位固定。③对于关节病变引起的自发肌腱断裂,或远侧指间关节被动背伸不能,可以直接行远侧指间关节融合。

3.伸指肌腱止点处撕脱骨折

(1)临床表现:①明确外伤史。②患指末节肿胀,皮下淤血,呈下垂状。③关节被动活动剧痛,不能主动伸直。

(2)诊断要点:①患指戳伤史。②局部肿胀,皮下淤血,呈下垂状。③局部触痛,不能主动伸直。④X线检查可见末节基底背侧撕脱骨折。

(3)治疗方案及原则如下。①保守治疗:骨折片较小,占末节指骨基底关节面1/3以下,整复后用石膏或支具将患指固定在近侧指间关节屈曲,远侧指间关节过伸位。②手术治疗:如果骨折片超过关节面的1/3,且有明显移位,可行切开复位,内固定。

(二)纽孔畸形

伸指肌腱中央腱束损伤,早期依靠侧腱束的作用,仍可伸直近侧指间关节。如果未予及时修复,随着伤指不断地屈伸活动,中央腱束近端逐渐回缩,同时两侧腱束失去与中央腱束间的联系,从近侧指间关节背侧逐渐滑向侧方,一旦滑到指关节运动轴的掌侧,侧腱束不再起伸直作用。相反,每当用力伸指时,滑脱的侧腱束会使近侧指间关节屈曲,远侧指间关节过伸。近节指骨头从断裂的中央腱束中钻出,如同从纽孔中钻出一样,称"纽孔畸形"。

1.临床表现

伸指时,近侧指间关节不但不能伸直,反而屈曲,远侧指间关节过伸。

2.诊断要点

(1)手指近侧指间关节背侧损伤史。

(2)损伤的中央腱束未能及时修复。

(3)伸指时,近侧指间关节不但不能伸直,反而屈曲,远侧指间关节过伸。

3.治疗方案及原则

(1)中央腱束修补术:对于损伤时间短,伸指时向两侧滑脱的侧腱束仍可复位者,可行中央腱束修补。

(2)侧腱束交叉缝合法:适用于两侧腱束已有轻度短缩,但近、远侧指间关节被动活动尚正常者。

(3)游离肌腱移植术:脱位的侧腱束挛缩较重,或侧腱束已不完整,需做游离肌腱移植修补。

(4)伸指肌腱近止点处切断术:适用于两侧腱束完整,但挛缩严重的患者。

(三)拇长伸肌腱自发断裂

1.临床表现

(1)原发病史:桡骨远端骨折、类风湿关节炎等。

(2)拇指指间关节突发性不能主动伸直,沿拇长伸肌腱走行区域不能触到肌腱张力。

2.治疗方案

手术治疗,方法包括游离肌腱移植和肌腱移位术,示指固有伸肌腱移位是较常用的方法。

(四)指伸肌腱自发断裂

中、环、小指指伸肌腱断裂常同时发生,常因类风湿关节炎或滑膜炎而受累。

桡骨远端骨折复位不良,也是肌腱磨损时肌腱断裂的原因之一。

1.临床表现

(1)原发病表现:类风湿关节炎病史及腕部骨折史。

(2)中、环指或中、环、小指突发性不能伸直或渐进性伸指活动时伸指动作不完全。

2.治疗方案及原则

(1)滑膜切除。

(2)肌腱重建,行肌腱移植或肌腱移位术。

(3)单独1～2根肌腱在Ⅲ区或Ⅳ区断裂,可以将肌腱远侧断端编到正常的伸指肌腱上。

(五)指伸肌腱腱帽滑脱

掌指关节屈曲时,掌指关节背侧,中、环、小指伸指肌腱略向尺侧偏斜。掌指关节处的伸肌腱腱帽,桡侧较尺侧松弛。伸肌腱腱帽容易在此处滑脱,以中、环、小指,特别是环指向尺侧滑脱最为多见。常见病因有外伤和类风湿关节炎。有时无明显的外伤或疾病史,由于解剖与生物力学的特点,该区肌腱也可发生腱帽滑脱。

1.临床表现

(1)多数病例无明显的功能障碍,屈掌指关节时伸肌腱向尺侧滑脱,伸指时又可复位。局部可有轻度疼痛。

(2)少数病例,由于肌腱滑脱反复发作,产生局部肿痛,严重者会影响伸指功能,屈伸动作不协调。

2.诊断要点

(1)外伤和类风湿关节炎等病史,或无明显的外伤或疾病史。

(2)症状较轻者,屈掌指关节时伸肌腱向尺侧滑脱,伸指时又可复位。

(3)症状较重者,局部肿痛,伸直活动受限。

3.治疗方案及原则

(1)症状较轻者,可行保守治疗。采用伸指位石膏或支具制动3～4周。

(2)症状较重者,需行腱帽修复术。①新鲜腱帽锐器性损伤可直接缝合损伤的腱帽,同时修复损伤的肌腱。②指伸肌腱腱帽尺侧挛缩而桡侧松弛者可行腱帽重叠缝合术。松解挛缩的尺侧腱帽结构,将松弛的桡侧腱帽重叠缝合。③腱帽桡侧组织已撕破或菲薄,局部组织不能利用者可行指伸肌腱腱帽滑脱修复术。

(六)腕背支持带缺损

腕背侧开放性损伤时,位于腕背的纤维支持带损伤,尤其是指伸总肌腱的支持带损伤缺损,伸腕屈指时,指伸总肌腱会像弓弦状绷起,从而影响手指功能。严重时应重建腕背支持带系统。

1.临床表现

(1)腕背部有外伤病史。

(2)伸腕屈指时,指伸总肌腱呈弓弦状绷起。

(3)屈伸指活动范围和力量受影响。

2.治疗方案及原则

(1)症状较轻者,可行保守治疗。采用伸指位石膏或支具制动3~4周。

(2)症状较重者,需行腕背支持带修复重建术。

第三节 指 骨 骨 折

一、远节指骨骨折

远节指骨骨折分为 3 种类型:爪粗隆骨折、指骨干骨折、指骨基底骨折(图 2-10)。

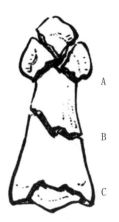

图 2-10 远节指骨骨折

A.爪粗隆骨折;B.指骨干骨折;C.指骨基底骨折

(一)爪粗隆骨折

骨折分为简单型及复杂型。简单型骨折移位较少,常伴有软组织损伤,对这种损伤的处理,软组织的修复及术后预防伤口感染应放在比治疗骨折更重要的位置。原因是骨折块由于连接于皮肤、骨膜间的纵形韧带及指甲的支持而移位较少且比较稳定。相反,由于暴力直接压砸造成的损伤,常使之碎裂,软组织损伤严重,伤口不整齐,有时手指末节血液循环破坏比较厉害,还会造成部分指腹或指端的坏死。

爪粗隆骨折因为有指甲作为支托,骨折一般不需要制动。但有时手指肿胀、疼痛剧烈时,可用一单指石膏托制动以减轻疼痛,并对伤指起到保护作用。

复杂型骨折为粉碎开放性骨折。清创时应将小块的、分离的骨块切除,但应避免去掉过多的骨质。否则可能造成不愈合及甲床基底的缺失,而间接影响指甲的生长及功能。

(二)指骨干骨折

多由压砸伤造成,可有横形、斜形、纵形及粉碎性骨折。此处由于没有肌肉或韧带的牵拉而移位较少。但无论哪种类型的骨折,任何意义的移位都应进行复位。

手法整复时需用骨折远端去对接近端,一般复位并不困难。复位后可将手指固定在屈曲位,有些开放性骨折,由于甲床可能嵌入其中、难以整复,应做切开复位,修复甲床,并用克氏针纵形穿入固定。但不要穿过远侧指间关节,以免损伤关节面,也不要损伤指甲根,以免生长畸形指甲。

(三)指骨基底骨折

指骨基底骨折均为关节内骨折,骨折可发生在指骨基底的掌侧、背侧或侧方,大多数为撕脱伤造成的。伸指肌腱撕脱骨折最常见。伸指肌腱两侧束汇合后,止于末节指骨基底背侧。在暴力强烈屈曲远节手指时,可发生撕脱骨折。骨折片大小不一,可以从针尖大小到包括大部分关节面。新鲜损伤(1周以内)可用石膏或支具将近侧指间关节屈曲,远侧指间关节过伸位固定6周。屈曲近侧指间关节,可以使近侧指间关节至远侧指间关节的一段伸指肌腱侧束松弛,远侧指间关节过伸,则可使骨折对合,以利于愈合。撕脱的骨折块如不超过关节面的1/3,可用上述外固定方法治疗。如骨折片超过关节面的1/3,且伴有远侧指间关节脱位者,可行切开复位,用钢丝或不锈钢针内固定。也可行闭合复位后,用不锈钢针固定。

如骨折片很小,可将其切除,然后将肌腱缝合固定在原止点处。

掌侧的撕脱骨折,为指深屈肌腱附着在远节指骨基底处受暴力造成,常合并有远侧指间关节掌板的破裂。在 X 线片上,可见到手指掌侧的骨折片。骨折片的部位,视撕脱肌腱回缩多少而不同。如骨折块小于关节面的 1/3,可将其切除,并使用钢丝将撕脱的肌腱重新固定在其止点部;骨折块超过关节面 1/3 者,可做切开复位及骨折内固定。

侧方撕脱骨折,多由指间关节侧方受直接外力或旋转暴力所致,常伴随关节囊或韧带撕裂。骨折片比较小,移位不多。可在关节伸直位固定患指,3 周后进行主动功能练习。如骨折块较大、移位较多、关节有侧方不稳,可进行切开复位,用克氏针或螺丝钉作内固定(图 2-11)。

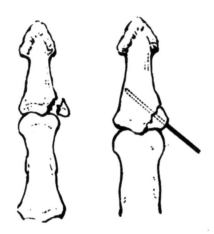

图 2-11　远节指骨基底骨折侧方骨折,用不锈钢针内固定

二、中节指骨骨折

中节指骨骨折多发生于直接暴力,如机器伤、压砸伤等。骨折的移位是受两种力量的影响,即损伤的外力和手指肌腱牵拉作用。如骨折线位于指浅屈肌腱止点远端,由于指浅屈肌腱的牵拉,使近端骨折块屈曲,同时由于指伸肌腱在远节止点的牵拉,使远端骨折块背伸,则骨折向掌侧成角(图 2-12)。

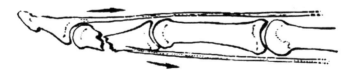

图 2-12　骨折线位于浅屈肌止点远端,骨折向掌侧成角

治疗可采用手法整复,将骨折远端屈曲复位,用石膏或绷带卷在屈曲位制动。

若骨折线位于指浅屈肌腱止点的近端,由于指浅屈肌腱的牵拉,使远端骨折块屈曲;指伸肌腱中央腱束在中节指骨基底背侧止点的牵拉,使近端骨折块背伸,则骨折向背侧成角(图 2-13)。

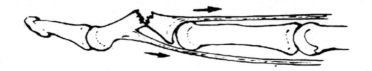

图 2-13 骨折线位于指浅屈肌腱止点近侧,骨折向背侧成角

整复时需将骨折远段伸直复位,用石膏托将伤指制动在伸直位。

上述两种骨折在整复时牵拉手指力量不要太大,要与骨折成角的相反方向屈或伸展手指,同时按压移位的骨折块使之复位。因为在骨折成角的凹面一般有骨膜相连,相连的骨膜可起到张力带作用,有利于骨折复位及愈合,不应在骨折复位过程中将其破坏。

为了避免手指在伸直位外固定过久而影响关节功能,或开放性骨折需作清创术时,均可采用不锈钢针作内固定,再用石膏托进行功能位制动。中节指骨骨折,还可使用微型钢板固定。目前,由于在材料及设计上的改进,钢板比以前更薄、更小,但坚固性仍然很好。因此,在中节指骨的背面及侧面放置钢板都对肌腱的活动影响不大,术后可以早期活动,对手部功能的恢复有利。当然,使用微型钢板要有适应证,如靠近关节的骨折就无法使用。

对靠近关节处的骨折及粉碎性骨折,无法使用钢板,使用克氏针也会损伤关节,另外也无法用钢针固定那些小的骨折块。此时,可用外固定架,先用手法复位骨折,再将骨折线远、近端正常骨质横向穿针,上外固定架、旋转螺丝拉长支架,同时还可用手法复位。外固定架可以保持粉碎的骨折块大致复位,还可保持关节间隙,便于将来功能恢复。

三、近节指骨骨折

在指骨骨折中最常见,常为直接暴力所造成,如压砸、挤压、打击等。

骨折线可有横形、斜形、螺旋形、纵形。近端骨折块由于骨间肌的牵拉而呈屈曲位,远端骨折块由于伸肌腱中央腱束在中节指骨止点的牵拉作用呈背伸位,使骨折向掌侧成角(图 2-14)。

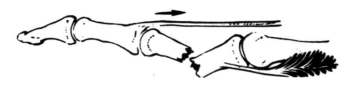

图 2-14 近节指骨骨折

由于肌腱的牵拉作用，骨折向掌侧成角

治疗可用手法整复外固定。对某些闭合性、稳定性骨折可闭合复位。将伤指轻轻牵拉，使骨折断端分开，术者用另一手指从掌侧向背侧按压，矫正成角。然后在牵引的情况下逐渐屈曲，掌指关节屈曲 45°，近侧指间关节屈曲 90°，指尖对着舟骨结节，由前臂至患指末节，用石膏托制动。还可用绷带卷制动，卷的粗细，可因手的大小而定，以握住后掌指关节及指间关节符合上述角度为宜。对有些粉碎性骨折也可用此法固定。

手法整复外固定失败者、斜形骨折不稳定者或开放性骨折需作清创者，可考虑做切开复位内固定。

(一)不锈钢针内固定

用钢针作内固定时，逆行穿针比顺行穿针更容易。即先将钢针从骨折远端穿入远端骨折段，从皮肤穿出，复位骨折，再将针打入近骨折段，针尾留在远端骨折块皮肤外。一般要用两根针固定以防止骨折旋转。

根据不同类型骨折采用不同方式穿针。如横形骨折，用交叉钢针固定，要尽量避免钢针穿过关节面，以使关节活动不受影响。有的学者认为，交叉钢针通过手指中心轴的背侧，其固定强度要大于从中心轴掌侧穿过者。另外，钢针的交叉点在近段骨折块时，其抵抗应力的作用更大。斜形骨折，复位后可使钢针与骨折线呈垂直方向穿入。对一些小的骨折块，如撕脱骨折，可在复位后用克氏针直接将骨块穿钉在原骨折处。

克氏针作为异物，在内固定器材中是比较小的。另外，手术中不需要广泛剥离软组织，不妨碍关节活动，又不需要再次手术取出内固定物。但不锈钢针没有加压作用，骨折间有间隙等使其固定作用不够理想。虽然不锈钢针有诸多缺点，但由于其操作简单、费用低，有些特殊情况还需要它来固定，因此克氏针目前在临床上仍在广泛应用。

对于不锈钢针固定法，如应用不当，不容易维持精确的解剖复位，也不能产生骨折块间的加压作用，而且，可能使两骨折块间出现缝隙，不利于愈合。针尾

41

留在皮肤外,虽然便于取出,但也可能成为感染源。

(二)切开复位钢丝内固定

为了克服克氏针的缺点,以求更稳定的制动。Robertson 于 1964 年提出用钢丝作内固定的方法。即利用两根平行或互相交叉成 90°的钢丝,垂直于骨折线作环绕固定骨折(图 2-15)。此法适用于横形骨折,而长斜形或螺旋行及粉碎性骨折不宜用此法。

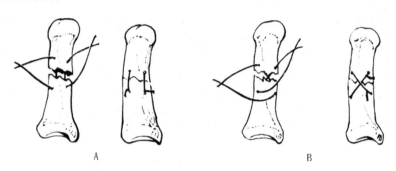

图 2-15 应用钢丝固定骨折

A.平行固定;B.交叉 90°固定

对横形骨折可用钢丝固定,在早期由于钢丝拧紧时,可有一定的加压作用,对骨折有一稳定的固定。但晚期,由于钻孔拧钢丝处骨质的吸收,会出现钢丝的松动,造成骨折固定不牢,甚至有移位、成角畸形出现。因此,目前基本不再使用钢丝来作骨折的固定。一般钢丝常用在撕脱骨折时,用钢丝贯穿肌腱与骨折块间兜住骨折块,拉向骨折处,从骨折相对面穿出拧紧,使撕脱骨折复位、固定。

再有,在纵形、粉碎性骨折时,钢丝可横形捆绑骨折条,使骨折稳定。

(三)切开复位

以螺丝钉或微型钢板内固定,对斜形或螺旋行骨折,用螺丝钉垂直于骨折线固定,固定效果较好。术后可用石膏托短时间固定,或不做外固定而使手指做有限制的早期活动。其缺点是螺丝钉可能干扰肌腱的滑动,或皮下有异物突起,横形或粉碎性骨折不宜使用。螺丝钉大多需要二次手术取出。

微型钢板固定牢固,可控制骨折块间的旋转,可于术后早期活动患手。横形、短斜形的骨干骨折可选用此方法。但接近关节的骨折,由于在关节侧无法容纳钢板而不宜使用。

第四节 掌 骨 骨 折

一、损伤机制

掌骨骨折多为直接暴力造成,暴力多种多样,如重物压砸伤、机器绞伤、压面机挤伤、车辆撞击伤和压轧伤等。这种力量往往比较大,常造成皮肤、神经、肌腱等组织的复合性损伤。骨折也比较严重,多是粉碎性骨折,有明显的移位、成角、旋转畸形。此类骨折不但难处理,同时还会有皮肤、神经、肌腱等组织缺损,有的还会有血液供应障碍,可能造成手指或整个肢体坏死。

也有的损伤相对简单,如第5掌骨颈骨折,又称拳击者骨折,是发生在第五掌骨颈的骨折。当握拳做拳击动作时,暴力纵向施加掌指关节上,传达到掌骨颈部造成骨折。其次,掌骨颈骨折也可发生在第2掌骨(图2-16)。其他掌骨颈骨折较少见。

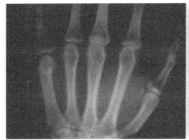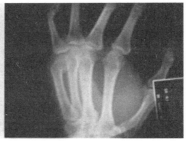

图 2-16　第 5 掌骨颈骨折

在掌骨头骨折则是由于手在握拳位,掌骨头受直接打击所致,也可发生于机器的压轧伤。掌骨头的骨折是在关节内,故骨折常影响到关节面的平整及晚期关节的活动。

发生在掌骨基底的骨折是腕掌关节内的骨折,多由于纵向撞击力量作用在掌骨,传达至腕掌关节处,造成腕掌关节骨折脱位。虽然骨折移位不多,但如果治疗不当,常会遗留局部隆起、疼痛及因屈、伸肌腱张力失衡使手指活动受限。

二、损伤分类

(一)掌骨头骨折

(1)单纯掌骨头骨折:发生在掌骨头的骨折可有斜形、横形、纵形,损伤多为闭合性。骨折愈合后,如关节面不平,可影响关节活动。晚期,由于关节面反复磨损,还会造成创伤性关节炎。

(2)关节软骨骨折:此种损伤多由于紧握拳时拳击锐利性的物体,如牙齿、玻璃等,致使关节内软骨破碎。损伤多为开放性,可从伤口看到破碎的软骨面。

(3)掌骨头粉碎性骨折:多发生于较大暴力的损伤,常合并有相邻的掌、指骨骨折及严重的软组织损伤(图 2-17)。

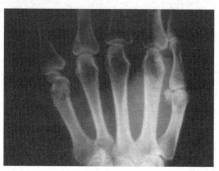

图 2-17　第 5 掌骨头骨折

(二)掌骨颈骨折

正常掌骨颈向背侧轻度成角,称颈干角,在斜位 X 线片上,第 5 掌骨的颈干角约为 25°。有人认为,此角超过 30°,即为手术或整复的适应证。在 30°以内者,对手的外观及功能都没有明显影响。

(三)掌骨干骨折

掌骨干骨折发生在第 3、4 掌骨者较多。作用在手或手指上的旋转暴力,常致斜形或螺旋形骨折。由纵轴方向的暴力传达至掌骨上时,多造成横形骨折。一般横形骨折是稳定性骨折,而斜形或螺旋形骨折为不稳定性骨折。

(四)掌骨基底骨折

多为腕掌关节的骨折脱位,常发生在第 1、4、5 腕掌关节。第 4、5 腕掌关节有较大的活动,它们分别可屈、伸 15°和 20°,位于尺侧边缘,故易受伤(图 2-18)。

三、治疗

(一)掌骨头骨折

要根据骨折移位的情况,如骨折稳定,横形或斜形骨折,但无明显移位,而且关节面平整的,可用石膏托固定掌指关节于屈曲位。3 周后解除制动做主动功能锻炼。

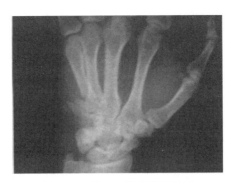

图 2-18 第 4、5 掌骨基底骨折

有移位的骨折,因骨折块在关节内,又无韧带或肌腱的牵拉,复位比较容易。要使关节在屈曲位,轻轻牵拉该指,使手指侧偏,并轻轻挤压掌骨头,可使向两侧移位的骨块复位。屈曲掌指关节,向背侧推顶掌骨头,可使向掌侧移位的骨折块复位。

如手法复位失败,可行切开复位及克氏针内固定手术。但应注意,掌骨头为松质骨,骨折复位后,钢针应准确打入,争取一次成功。否则,钢针反复穿入,会使钢针松动,固定不牢或失败。钢针可保留 4 周左右,然后去除固定,开始活动。

对关节软骨骨折,应彻底清创,应摘除脱入关节内的小骨折片,较大的骨折可复位后以石膏托做短时间固定,然后开始活动。

掌骨头粉碎性骨折对骨折移位不明显,关节面尚平整者,可做石膏托固定 3~4 周后开始功能练习。有移位的骨折治疗比较困难,可行切开复位,以多根细钢针分别将骨折块固定。若骨折块小,钢针粗,贯穿骨折块时容易碎裂。固定后,一旦骨折初步愈合,即可开始活动以防关节僵直。如掌骨头严重粉碎、短缩、已无法使用内固定时,可用骨牵引 3~4 周,然后开始主动功能练习。

(二)掌骨颈骨折

对稳定性骨折,且成角在 30°以内者,对手的外观及功能都没有明显的影响,可做整复或不做整复直接用石膏托固定腕关节于轻度背伸,掌指关节屈曲 50°~60°,指间关节在休息位,6~8 周后,拆除石膏,鼓励患者活动患手。有的患者可能有 15°~20°的掌指关节伸展受限,一般锻炼2~3个月后即可恢复正常。

掌骨颈不稳定性骨折,常有较大的成角畸形及移位,可行手法整复。因为掌指关节侧副韧带附着于掌骨头两侧偏背部,掌骨颈骨折后,若将掌指关节伸直位牵引,则可使侧副韧带以掌骨头的止点处为轴,使掌骨头向掌侧旋转,加重掌屈畸形。整复时,必须将掌指关节屈曲 90°,使掌指关节侧副韧带处于紧张状态,使近节指骨基底托住掌骨头,再沿近节指骨纵轴向背侧推顶,同时再在骨折背部向掌侧加压,畸形即可矫正(图 2-19)。

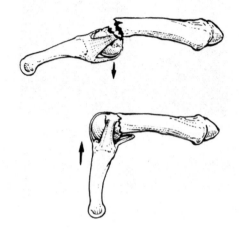

图 2-19　掌指关节屈曲 90°,以近节指骨推顶掌骨头,使骨折复位

　　整复后,用背侧石膏托将掌指关节制动于屈曲 90°及握拳位。4 周后,拆除石膏,开始活动。

　　还可用经皮克氏针固定。先将骨折复位,然后经皮在远骨折段横形穿入不锈钢针。用相邻的正常掌骨头固定。如第 5 掌骨颈骨折,可固定在第 4 掌骨上;第 2 掌骨颈骨折,可固定在第 3 掌骨颈上。钢针应从掌骨头侧副韧带止点处穿出,若穿过韧带中部时,则限制掌指关节屈伸活动。

　　如掌骨颈有较多的骨质,还可使用微型钢板固定。使用 T 形或 Y 形钢板固定骨折,可达到牢固固定的目的。术后可使用短时间制动或在固定非常牢固情况下不使用制动,早期开始功能锻炼。但应注意,活动时要空手,不能负重或用力。

(三)掌骨干骨折

由于相邻骨间肌及掌骨间韧带的作用,一般骨折比较稳定。

　　(1)对稳定性骨折,可使用石膏托将患手固定在腕轻度背伸,掌指关节屈曲,指间关节休息位,6～8 周后去除石膏,练习手部活动。

　　(2)骨折端有短缩或旋转时为不稳定性骨折,可行手法复位后用石膏托或石膏管型固定。但很多斜形或螺旋形骨折复位后,用石膏固定很难防止畸形再发生,应行切开复位内固定。

　　(3)斜形或螺旋形骨折可用不锈钢针垂直骨折线固定。为控制骨折块旋转,常需用2～3根钢针做内固定。

不稳定性骨折也可经皮用钢针横形穿过远、近骨折块固定在相邻完整的掌骨上。为使术后早期开始活动,目前应用较多的是微型钢板。由于掌骨较长,可以使用5孔或6孔钢板。固定后骨折稳定,可以早期开始活动。但应注意,开始时一定要空手活动,不能负重及用力(图2-20)。

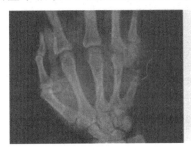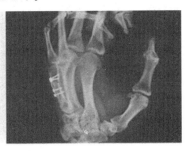

图2-20 第5掌骨干骨折,使用微型钢板固定

(四)掌骨基底骨折

常合并腕掌关节脱位,早期容易复位。手法整复后,以短臂石膏托固定。第2、3腕掌关节因活动度小,骨折后移位少,复位后比较稳定,容易固定。而第4、5腕掌关节活动度大,复位容易,固定困难,因而可行经皮或切开复位。

经手术复位固定后预后大多较好,由于掌骨基底为松质骨,因而愈合快,很少有不愈合者。骨折愈合后对手的功能影响不大。

第一节 尺骨鹰嘴骨折

一、损伤机制

直接暴力作用于肘关节后侧面,即尺骨鹰嘴后方,跌落伤致上肢受伤,间接作用于肘关节,均可发生鹰嘴骨折。不容置疑的是,肌肉肌腱的张力,包括静态和动态,所产生的应力决定了骨折出现的类型和移位程度。若肘关节遭受到了特别大的暴力或高能量损伤,强大的外力直接作用于前臂近端后侧,使尺桡骨同时向前移位,由于肱骨滑车对尺骨鹰嘴的阻挡,致使其在冠状突水平发生骨折,在骨折端和肱桡关节水平产生明显的不稳定性。表现:鹰嘴的近骨折端常常向后方明显移位,而尺骨的远骨折端则会和桡骨头一起向前方移位,称为"骨折脱位"或"经鹰嘴的肘关节前脱位"。由于其常常是直接暴力创伤所致,故鹰嘴或尺骨近端的骨折大多呈粉碎状,而且多合并有冠状突骨折。这种损伤比单纯的鹰嘴骨折要严重得多。如果尺骨鹰嘴或尺骨近端骨折不能获得良好的解剖复位和稳定的内固定,则易出现持续性或复发性畸形。

二、临床表现

由于尺骨鹰嘴骨折属关节内骨折,所有的尺骨鹰嘴骨折都包含有某种程度的关节内部分,故常常发生关节内出血和渗出,这将导致鹰嘴附近的肿胀和疼痛。骨折端可以触及凹陷,并伴有疼痛及活动受限。肘关节不能抗重力伸肘是可以引出的一个最重要体征。它表明肱三头肌的伸肘功能丧失,伸肌装置的连续性中断,并且这个体征的出现与否常常决定如何确定治疗方案。因为尺骨鹰嘴骨折有时合并尺神经损伤,特别是在直接暴力导致严重、广泛、粉碎性骨折时,更易合并尺神经损伤,故应在确定治疗方案之前仔细判断或评定神经系统的功能,以便及时进行处理。

三、放射学检查

在评估尺骨鹰嘴骨折时,最容易出现的一个错误是不能坚持获得一个真正的肘关节侧位X线片。在急诊室常常获得的是一个有轻度倾斜的侧位X线片,它不能充分判断骨折线的准确长度、骨折粉碎的程度、半月切迹处关节面撕裂的范围及桡骨头的任何移位。应尽可能获得一个真正的肘关节侧位X线片以准确掌握骨折的特点。前后位X线平片也很重要,它可以呈现骨折线在矢状面上的走向。若桡骨头也同时发生了骨折,在侧位X线片上可以沿骨折线出现明显挛缩,并且没有成角或移位。

四、骨折分类

有几种分类方法,每一种分类都有其优缺点,但没有一种分类能够全面有效地指导治疗及合理地选择内固定物。有些学者将鹰嘴骨折仅分为横形、斜形和粉碎性3种类型。有的将其分为无移位或轻度移位骨折、横形或斜形移位骨折、粉碎性移位骨折及其他4种类型。Home(1981年)按骨折线位于关节面的位置将骨折分为近侧中段和远侧3种类型。Holdsworth(1982年)增加了开放骨折型。Morrey(1995年)认为骨折移位超过3 mm应属移位骨折。Graves(1993年)把儿童骨折分为骨折移位<5 mm、骨折移位>5 mm和开放性骨折3型。Mayo Clinic提出的分型如下:1型,无移位,1a型为非粉碎骨折,1b型是粉碎骨折;2型,骨折移位,但稳定性良好,移位>3 mm,侧副韧带完整,前臂相对于肱骨稳定,2a是非粉碎骨折,2b属粉碎骨折;3型,骨折移位,不稳定,前臂相对于肱骨不稳定,是一种真正的骨折脱位,3a无粉碎骨折,3b有粉碎骨折。显然,对粉碎性骨折、不稳定者治疗最困难,预后也最差。

现在临床上应用比较流行的是Colton(1973年)分类,它简单实用,易于反映骨折的移位程度和骨折形态。1型,骨折无移位,稳定性好;2型,骨折有移位,又分为撕脱骨折、横断骨折、粉碎性骨折、骨折脱位。无移位骨折是指移位<2 mm,轻柔屈曲肘关节至90°时骨折块无移位,并且可抗重力伸肘,可以采取保守治疗。

(1)撕脱骨折:在鹰嘴尖端有一小的横形骨折块(近骨折端),与鹰嘴的主要部分(远骨折端)分开,最常见于老年患者。

(2)斜形和横形骨折:骨折线走行呈斜形,自接近于半月切迹的最低处开始,斜向背侧和近端,可以是一个简单的斜形骨折,也可以是由于矢状面骨折或关节面压缩性骨折所导致的粉碎性骨折折线的一部分。

(3)粉碎性骨折:包括鹰嘴的所有粉碎性骨折,常因直接暴力作用于肘关节后方所致,常有许多平面的骨折,包括较常见的严重的压缩性骨折块,可以合并肱骨远端骨折、前臂骨折及桡骨头骨折。

(4)骨折-脱位:在冠状突或接近冠状突的部位发生鹰嘴骨折,通过骨折端和肱桡关节的平面产生不稳定性,使尺骨远端和桡骨头一起向前脱位,常继发于严重创伤,如肘后方直接遭受高能量撞击等。更为重要的是,骨折的形态决定了这种骨折需要用钢板进行固定,而不是简单地用张力带固定。

五、治疗方法

(一)无移位的稳定骨折

屈肘90°固定1周,以减缓疼痛和肿胀,然后在理疗师的指导下进行轻柔的主动屈伸训练。伤后1周、2周、4周复查X线片,防止骨折再移位。

(二)撕脱骨折

撕脱骨折首选张力带固定(图3-1),亦可进行切除术,将肱三头肌肌腱重新附着,主要根据患者的年龄等具体情况来决定。

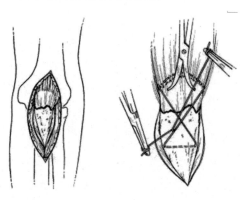

图3-1　张力带钢丝

(三)无粉碎的横断骨折

无粉碎的横断骨折应行张力带固定。可采取半侧卧位,肘后方入路,注意保护肱三头肌肌腱在近骨折块上的止点,可用6.5拉力螺丝钉加钢丝固定,若骨折块较小,则可用2枚克氏针加钢丝盘绕固定(图3-2)。

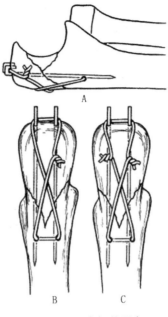

图 3-2 8 字钢丝固定

(四)粉碎的横断骨折

粉碎的横断骨折应行钢板固定。若用张力带固定,可导致鹰嘴变短,活动轨迹异常,关节面变窄,造成关节撞击,活动受限。最好用克氏针加钢丝,再加上钢板固定。有骨缺损明显者,应行一期植骨,以防止关节面塌陷和鹰嘴变形。

(五)伴有或不伴有粉碎的斜形骨折

伴有或不伴有粉碎的斜形骨折用拉力螺钉加钢板固定最为理想,有时亦可用张力带加拉力螺丝钉固定,或用重建钢板固定,1/3 管状钢板易失效。重建钢板不要直接放置在尺骨背侧,否则极易出现伤口的问题,可沿尺骨外侧缘固定。若骨折粉碎,则不宜用张力带固定,最好用钢板固定并行植骨术。重建钢板在强度上优于 1/3 管状钢板,且厚度小于 DCP,钢板近端的固定非常重要,可使用松质骨螺丝钉,但注意不要进入关节内。

(六)斜形骨折

斜形骨折适用于拉力螺丝钉固定,比较理想的是拉力螺钉加中和钢板,或拉力螺钉通过中和钢板的钉孔拧入。对骨折端的加压应小心。

(七)单纯的粉碎骨折

无尺骨和桡骨头脱位及无前方软组织撕裂者,可行切除术,肱三头肌肌腱用不吸收缝线重新附丽于远骨折端,术后允许肘关节早期活动。重要的是要保持侧副韧带,特别是内侧副韧带前束的完整,以保证肘关节的稳定。若骨折累及尺骨干,则不能进行切除术,可行张力带加钢板固定,有骨缺损者应行一期植骨。

(八)骨折脱位型

骨与软组织损伤严重,应切开复位内固定,可用钢板加张力带固定。骨折块的一期切除应慎重,否则可致肘关节不稳定。

(九)开放性骨折

内固定并不是禁忌,但需彻底清创。若对鹰嘴的软组织覆盖有疑问,应行局部皮瓣或游离组织转移。有时可延期行内固定治疗。

第二节 尺骨冠突骨折

尺骨冠突是尺骨半月关节面的一部分,它可阻止尺骨向后脱位,阻止肱骨向前移位,防止肘关节过度屈曲,对维持肘关节的稳定性起重要作用。冠突边缘有肘关节囊附着,前面为肱肌附丽部,尺骨冠突骨折常合并肘关节脱位及肘部骨折,临床上并不少见,报道15%肘关节后脱位患者可合并尺骨冠突骨折。而单纯的尺骨冠突骨折较少,多为肱肌猛烈收缩牵拉造成的撕脱性骨折。冠突骨折常并发肘关节的后脱位,如处理不当,可产生创伤性关节炎、疼痛和功能障碍。

一、应用解剖和损伤机制

尺骨冠突在尺骨鹰嘴切迹前方,与鹰嘴共同构成切迹,冠突在切迹前方与肱骨滑车形成关节,并与外侧桡骨头一起构成肘关节(尺肱桡关节),借助环状韧带、尺桡骨紧密相合,并互成尺桡上关节。尺骨冠突不仅是肱尺关节的主要组成部分,而且也是肘关节内侧副韧带前束、前关节束和肱肌的附着点,起阻止肱二头肌、肱肌和肱三头肌牵拉尺骨向肘后移位的作用,是维持肘关节稳定的主要结构。

冠突有3个关节面,与滑车关节面相合,关节面互相移行。冠状高度是指尺骨冠突尖到滑车切迹的最低点的垂直距离,高的为1.5 cm,低的为0.9 cm,儿童的发育4岁时最快,至14～16岁大致长成。

当暴力撞击手掌,冠突受到传导应力,与肱骨滑车相撞。若暴力足以大到引起冠突骨折时,会造成冠突不同程度的骨折,进而发生肘关节后脱位。研究表明,冠突的损伤会对肘关节的稳定性产生影响,与此同时,附丽于冠突前下的肱肌强力收缩还引起间接暴力的冠突撕脱骨折。

二、临床分类

Regan 和 Marry 在 1984 年将冠突骨折分为 3 种类型(图 3-3)。①Ⅰ型骨折:冠突尖小骨片骨折(又称撕脱骨折),骨块常游离关节腔内或附着于关节囊壁上。②Ⅱ型骨折:50％的冠突骨折,伴肘关节不稳定,临床上往往行手法石膏外固定,必要时行切开复位内固定。③Ⅲ型骨折:冠突基底部骨折,如有移位常伴肘关节后脱位。如冠突骨折无移位,可单纯石膏固定。临床上偶见冠突纵形骨折合并尺骨鹰嘴骨折,治疗方法同尺骨鹰嘴。

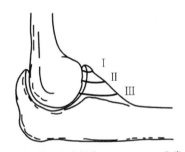

A.尺骨冠突骨折的Regan-Morrey分类

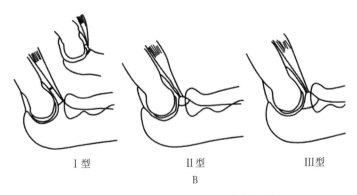

Ⅰ型　　　　　Ⅱ型　　　　　Ⅲ型

B

图 3-3　尺骨冠突骨折的分类分型

根据解剖及临床文献报道,尺骨冠突内侧缘高度 1/2 处为尺侧副韧带前束的附着部,冠突骨折常合并该韧带的损伤,而尺侧副韧带前束是肘关节内侧副韧带的主要结构,对肘关节内侧稳定具有重要作用。因此,尺骨冠突骨折的分型应考虑尺侧副韧带前束损伤情况。

此外,还按骨折形态分为斜形抑或横形骨折,通过冠突骨折与否各有异同,其预后亦有不同。

三、诊断

临床上出现的关节肿胀、出血和肘关节的功能障碍情况,仅能提示可疑骨折,而借以确诊的唯一依据是做 X 线检查,可见冠突残缺和骨折线,骨片上移,偶可进入肱尺关节囊内,影响功能。从 X 线片上观察半月切迹是否圆滑,若不圆滑而出现阶梯样,则提示发生骨折,可作为诊断的一个重要指标。骨片进入关节内,CT 扫描可以最形象地描记出部位、骨片大小,必要时亦可行 CT 三维重建检查。

四、治疗

(一)非手术治疗

非手术治疗适用于冠突骨折骨块小或没有移位的患者。仅用石膏托固定肘关节于屈曲 80°～90°位。2 周解除石膏托,开始活动肘关节,并继续做颈腕带悬吊,间歇行主动肘关节功能锻炼。对骨折块较大者,可行手法复位、石膏外固定方法。

(二)手术治疗

O'Driscoll 认为维持尺关节的稳定须具备 3 个条件:完整的关节面、完整的内侧副韧带前束和桡侧副韧带复合体。所以对尺骨冠突骨折的手术治疗,首先恢复骨性解剖结构,其次应重视内侧副韧带的修复和重建,以期获得一个稳定的关节。对关节腔内游离骨块或骨块较大,手法复位失败的患者,均可考虑手术治疗。避免因非手术治疗对神经或肌肉损伤的忽视而造成后期预后不良、活动度降低等现象。

(1)关节腔内的游离骨切摘除术(Ⅰ型)。对较小的冠突骨折,游离于关节腔内,影响肘关节的活动,应行骨块摘除。有条件者,可行肘关节镜下骨块摘除术。

(2)大块冠突骨折,影响尺骨半月关节面。为恢复滑车屈戍关节的稳定性,应进行切开复位与内固定。AO 提出开放整复、螺钉内固定方法,从尺侧入路,辨认并保护尺神经,用一薄凿将肱骨内上髁截骨,将内上髁连同附着肌肉和尺神经一起牵向前方,切开关节囊,即可充分显露骨折部,此时可在直视下将冠突复位、并从尺骨背侧穿入螺钉固定,然后再复位内上髁,用预先准备好的螺钉固定,同时检查前关节囊、肱肌和内侧副韧带前束止点,如有损伤一并缝合。最后将尺神经放回原位或行前置术。冠突骨折超过1/2高度必须良好复位,尤为推崇特制螺钉固定。

(3)冠突切除术。对于冠突骨折愈合和骨质增生或畸形愈合,影响肘关节正常屈曲时,应手术切除冠突。一般以不超1/2冠突高度为限,如切除超过1/2,可致肘前方不稳定。

对于尺骨冠突粉碎性骨折,由于碎片多少和大小不等,有的与关节囊相连,有的游离于关节腔内影响关节屈曲功能,所以应手术摘除。Ⅲ型骨折患者往往合并尺侧副韧带前束断裂。在冠突骨折切开内固定时,一定要修复或重建前束。

目前根据骨折类型及肘部合并伤等情况,多数学者采用肘前入路,肘前入路可避开尺神经,直接行冠突骨折的复位内固定术。但采用肘前入路时,注意适当向远侧游离穿过旋前圆肌深浅头的正中神经,防止术中过度牵拉,产生神经症状或损伤正中神经支配前臂屈肌及旋前圆肌的分支。内固定物以可吸收螺钉或克氏针加张力带及钢丝固定为主,不主张克氏针、钢丝或缝线单一固定。要求尽量牢固固定,争取早期肘关节的功能锻炼。

儿童冠突骨折少见,常合并肘关节后脱位。儿童尺骨冠突骨折在X线上显示骨块虽小,但周围有软骨,因此实际上骨块比X线片所显示的要大。对儿童冠突骨折的治疗与成人相同。由于儿童冠突骨折大都较易愈合,预后良好。

手术时应注意以下几点:①因尺神经穿过内侧副韧带前束于尺骨的止点外,先游离尺神经并牵开加以保护,避免损伤之。术终根据手中情况,可将尺神经放置原位或行尺神经前置术。②内固定尽量留于背侧,以利于肘关节功能练习。③注意尺侧副韧带及关节囊等软组织的修复,尤其是尺侧副韧带前束的修复,以防产生肘外翻不稳定。④术中注意微创操作,不要剥离附着于骨块的关节囊等软组织,以防发生骨化性肌炎。⑤冠突骨折多为复杂骨折的一部分,应重视并发症,尤其是肘部合并伤,也是影响预后的重要因素。⑥内固定要加强,争取早期行肘关节的主、被动功能练习,提高治疗效果。

当冠突骨折合并桡骨小头骨折和肘关节脱位为肘部"恐怖三联征"时,应引起重视,诊断时有时需借助X线和CT三维重建,采用特别螺钉,后期采用人工桡骨小头替代切除桡骨小头,有些则不得不采取人工肘关节置换。

五、并发症

(一)早期并发症

可因肘关节屈曲固定时间过长影响肘关节的活动功能或在锻炼中引起疼痛。

(二)后期并发症

在冠突骨折合并肘关节脱位和臂部软组织有广泛撕裂时,偶可发生肘关节的纤维性僵直。当冠突骨折块落入关节腔内,较难退出,而形成关节内的游离体,游离骨块对关节面造成损伤或发生交锁。因此,关节内骨块一经确认,就需尽早切除。当晚期骨折处骨质增生,形成骨化性肌炎骨突时,严重妨碍肘关节活动。

部分冠突骨折术后关节活动范围稍差,但肘关节稳定性良好。关节活动范围减少的常见的原因为关节粘连,另外可能与重建骨无软骨而致术后发生创伤性关节炎有关。因此,在今后的临床中可考虑采用带软骨面且有血供的骨块或人工冠突假体重建,以期术后肘关节功能良好恢复,减少肘关节退变和发生骨性关节炎的可能,提高冠突骨折治疗的效果。

第三节　尺桡骨干双骨折

一、受伤机制

(一)直接暴力

直接致伤因素,作用于前臂,骨折通常基本在同一水平。

(二)间接暴力

多为跌倒致伤,由于暴力传导,骨折水平多为桡高尺低,常为短斜形。

(三)其他致伤因素

如暴力碾压、扭曲等,多为多段骨折,不规则,且伴不同程度软组织损伤。

二、分型

常用的 AO 分型如图 3-4 所示。

三、治疗原则

闭合复位外固定:用于移位不明显的稳定性前臂双骨折。传统的复位标准,桡骨近端旋后畸形<30°,尺骨远端的旋转畸形<10°,尺、桡骨成角畸形<10°。桡骨的旋转弓应恢复。不稳定的前臂双骨折或稳定性的骨折,闭合复位失败,骨折再移位及伴有其他血管、神经并发症的,应行切开复位内固定。

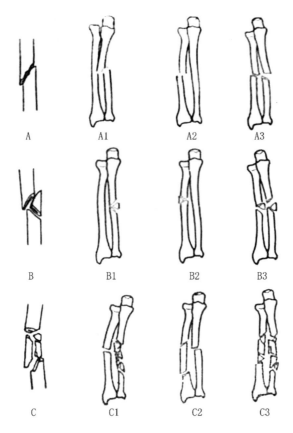

图 3-4　骨折的 AO 分型

A 型:简单骨折;B 型:楔形骨折;C 型:粉碎骨折

(一)钢板螺钉内固定

钢板螺钉内固定主要是根据 AO 内固定原则发展的内固定系统,用于前臂双骨折的治疗,明确提高了骨折的治疗水平,提高了愈合率,达到早期功能锻炼及恢复的目的。

(二)髓内固定系统

髓内固定系统用于前臂双骨折的治疗,最初应用是 20 世纪 30 年代的克氏针内固定,20 世纪 40 年代以后,较广泛流行的有 Sage 设计的髓内系统,至目前发展到较成熟的带锁髓内钉固定系统。虽然目前带锁髓内钉固定系统用于前臂骨折,意见仍不统一,特别是对于桡骨的髓内固定,但对于尺骨的髓内固定效果目前是比较肯定的。

满意有效的内固定必须能牢固地固定骨折,尽可能地完全消除成角和旋转活动。我们认为用牢固的带锁髓内钉或 AO 加压钢板均可达到此目的。而较薄的钢板，如 1/3 环钢板及单纯圆形可预弯的髓内钉效果欠佳。手术时选用髓内钉或钢板，主要根据各种具体情况来确定。每种器械均有其优点和缺点，在某些骨折中使用其中一种可能比另一种更易成功。在许多尺、桡骨骨折中，用钢板或髓内钉均能得到满意的效果，究竟选用哪一种则主要根据外科医师的训练和经验。

AO 加压钢板内固定系统已应用多年，业内比较熟悉，这里不再赘述。而髓内钉固定，特别是前臂髓内钉固定系统，近几年有重新流行的趋势。使用髓内钉固定时，其长度或直径的选择、手术方法和术后处理的不慎都可导致不良的后果，这里着重讨论一下。

根据文献，最早广泛使用的前臂髓内钉系统是由 Sage 于 1959 年研制成功的，他曾对 120 具尸体桡骨做解剖，并对 555 例使用髓内固定治疗的骨折作了详细回顾。根据他的设计，预弯的桡骨髓内钉可以保持桡骨的弧度，三角形的横断面可以防止旋转不稳定。桡骨和尺骨 Sage 髓内钉的直径足以充满髓腔，能够做到牢固地固定。虽然在某些医疗机构传统的 Sage 髓内钉仍在应用，但根据 Sage 的研究和临床经验，目前又有更新的髓内钉系统设计应用于临床。

(三)前臂骨折应用髓内钉固定的适应证

(1)多段骨折。

(2)皮肤软组织条件较差(如烧伤)。

(3)某些不愈合或加压钢板固定失败的病例。

(4)多发性损伤。

(5)骨质疏松患者的骨干骨折。

(6)某些 I 型和 II 型开放性骨干骨折病例(使用不扩髓髓内钉)。

(7)大范围的复合伤在治疗广泛的软组织缺损时，可使用不扩髓的尺骨髓内钉作为内部支架，用以保持前臂的长度。

几乎所有前臂的骨干骨折均可应用髓内钉治疗(图 3-5)。这些骨折都可使用闭合髓内穿钉技术，同样的方法目前在其他长骨干骨折应用已很成熟。

(四)前臂骨折应用髓内钉固定的禁忌证

前臂骨折应用髓内钉固定的禁忌证:①活动性感染。②髓腔<3 mm。③骨骺未闭者。

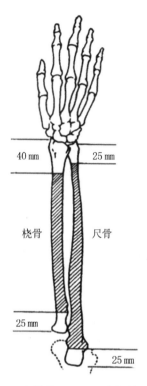

图 3-5 尺、桡骨骨折适用髓内钉的骨折部位

包括 Sage 髓内钉在内,有多种不同的前臂髓内钉固定系统,这些器械均可用于闭合性骨折的内固定。髓内钉优于加压钢板之处:①根据使用的开放或闭合穿钉技术,只需要少量剥离或不剥离骨膜。②即使采用开放穿钉技术,也只需要一个较小的手术创口。③使用闭合穿钉技术,一般不需要进行骨移植。④如果需要去除髓内钉,不会出现骨干应力集中所造成的再骨折。同加压钢板和螺丝钉固定不一样,髓内钉固定的可屈曲性足以形成骨旁骨痂。正如 Sage 所推荐的那样,所有需要切开复位的骨干骨折都应做骨移植,通常使用钻和扩髓器时即能获得足够的用于移植的骨材料,因此不需另外采取移植骨。无论使用哪一种髓内钉系统,尺骨钉的入口都是在尺骨近端鹰嘴处。桡骨的钉入口根据钉的不同设计有所不同,其原则是根据钉设计的弧度、预弯等情况加以调整。如 Sage (C)桡骨内钉在桡侧腕长伸肌腱和拇短伸肌腱之间的桡骨茎突插入。Sight(B)桡骨髓内钉则在 Lister 结节的桡侧腕伸肌腱下插入。Ture-Flex 和 SST(A)桡骨髓内钉的插入口是在 Lister 结节的尺侧拇长伸肌腱下(图 3-6)。所有桡骨髓内钉均应正确插入,并将钉尾埋于骨内,防止发生肌腱磨损和可能的断裂。

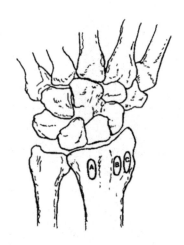

图 3-6　桡骨骨折采用髓内钉固定时,根据不同钉设计的进针点(A、B、C)调整

四、前臂开放骨折

对前臂开放性骨折的治疗原则是不首先做内固定,我们认为以创口冲洗和清创为最初治疗时,并发症较少。这样做能使创口的感染显著降低,或者愈合。如果创口在 10～14 天愈合,即可做适当的内固定。

Anderson 曾报道过采用这种延迟切开复位和加压钢板做内固定的方法治疗开放性骨折的经验。在采用这个方法治疗的 38 例开放性骨折中,没有发生感染。在许多 Gustilo Ⅰ 型、Ⅱ 型创口中,能够在早期做内固定,而无创口愈合问题。但我们认为延迟固定会更安全。对于单骨骨折,由于延迟内固定骨折重叠所造成的牵缩畸形一般切开后即可复位(图 3-7)。对有广泛软组织损伤的前臂双骨折,为了避免短缩畸形,并方便软组织处理,需要进行植皮等治疗时,可采用外固定支架、牵引石膏进行整复和骨折的固定,如果软组织损伤范围较大,必须进行皮肤移植和后续的重建治疗,而这些治疗措施又不能通过外固定支架、牵引石膏的窗口完成时,可采用髓内钉来固定前臂。只有通过外固定或内固定方法,使前臂稳定后,才能进行皮肤移植和其他软组织手术。

目前,对开放性前臂骨折的治疗趋势为立即清创、切开复位和内固定。有人曾报道,对103 例Gustilo Ⅰ 型、Ⅱ 或 Ⅲ A 型前臂开放性骨干骨折,采用立即清创和加压钢板及螺丝钉固定治疗,其中 90% 效果满意。但 Ⅲ B 型和 Ⅲ C 型损伤采用此法治疗,疗效不佳,一般用外固定治疗。

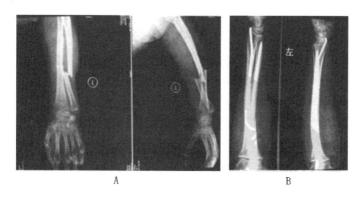

图 3-7　外伤致尺、桡骨中远端双骨折(A)及尺、桡骨骨折髓内钉复位及固定情况(B)

五、护理要点

(一)保持有效的固定

注意观察石膏或夹板是否有松动和移位。

(二)维持患肢良好血液循环

术后抬高患肢,观察患肢皮肤的颜色、温度、有无肿胀及桡动脉搏动情况。如出现剧痛,手部皮肤苍白、发凉、麻木,被动伸指疼痛,桡动脉搏动减弱或消失等表现时,提示骨筋膜室综合征的发生,如有缺血表现,立即通知医师处理。

(三)康复锻炼

术后 2 周开始练习手指屈伸活动和腕关节活动。4 周后开始练习肘、肩关节活动。8～10 周后 X 线片证实骨折愈合后,可进行前臂旋转活动。

第四节　尺桡骨茎突骨折

一、桡骨茎突骨折

单纯桡骨茎突骨折临床上较为少见,在 20 世纪初,也被称为 Hutchinson 骨折。

(一)损伤机制

直接暴力或间接暴力均可引起此类骨折,但以间接暴力引起为多见。直接

61

暴力常由汽车摇柄直接打击而骨折。间接暴力常为跌倒时手掌着地,暴力沿腕舟骨冲击桡骨下端而致骨折。

(二)分类

按桡骨茎突骨折的受伤机制分为 2 种。①横形骨折:常为间接暴力手掌着地所致,骨折线为横形,从外侧斜向关节面(图 3-8)。②桡骨茎突撕脱性骨折:此类骨折块甚小,并向远侧移位,损伤机制为受伤时腕关节强力尺偏,桡侧副韧带牵拉桡骨茎突而造成。

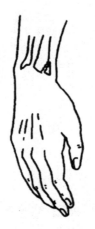

图 3-8　桡骨茎突骨折

(三)临床表现

伤后桡骨茎突处出现肿胀、疼痛。桡骨茎突处压痛明显,并有较明显的骨擦音。

(四)影像学检查

侧位 X 线片不易见到骨折。正位 X 线片,可见一横形骨折线,骨折线从外侧斜向关节面,骨折块常为三角形。很少有移位,如有移位,常向背侧桡侧移位。

(五)治疗

大部分桡骨茎突骨折均可通过手法复位、石膏外固定而治愈。手法复位的方法为术者一手握着患者之手略尺偏,纵形牵引,另一手持腕部,其拇指于骨折片近侧向下并向尺侧推压即可得到满意的复位、复位后采用短臂石膏固定于腕中立位,轻度尺偏位 5～6 周(图 3-9)。

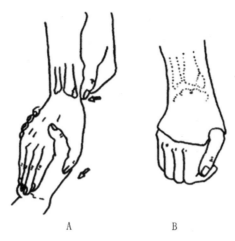

A   B

图 3-9 手法治疗

A.手法复位;B.石膏外固定

通过手法复位如骨折块不稳定或再移位,可行经皮克氏针内固定或行切开复位克氏针或加压松质骨螺钉内固定。

二、尺骨茎突骨折

单纯尺骨茎突骨折极为少见,临床上常与 Colles 骨折并发损伤。单纯尺骨茎突骨折常为跌倒时手旋前尺偏着地而造成。尺骨茎突骨折处局部轻度肿胀、疼痛,常与扭伤不易区别,但通过腕部 X 线片即可得到准确的诊断。

治疗:单纯尺骨茎突骨折可行牵引下手法复位,短臂石膏托固定前臂于中立位,腕关节尺偏位 4 周即可。但大部分尺骨茎突骨折很难达到骨性愈合。近几年,有许多学者主张对不稳定性的尺骨茎突骨折应早期行切开复位,螺钉加张力带内固定。如尺骨茎突骨折发生骨不愈合,局部疼痛较重,压痛明显时可考虑行手术切除骨不愈合的尺骨茎突。

第五节 桡骨小头骨折

一、桡骨小头骨折的创伤机制

桡骨小头部骨折临床并不少见,急诊检查易误诊,延误治疗,结果导致肘关节创伤性关节炎,或者影响前臂旋转功能。创伤机制为传导暴力,患者跌倒时,肘关节呈半屈曲位手掌着地。由于肘部提携角的存在,肘部外翻,暴力经桡骨向上传导,使桡骨小头冲击肱骨小头而致骨折。前臂外翻角度越大,单纯桡骨小头骨折的机会越多。桡骨小头骨折时,根据创伤暴力的作用方向与大小,常同时发生肱骨内上髁骨折、尺骨鹰嘴骨折、尺骨近端骨折、肘关节后脱位。Masson 将桡骨小头骨折分为 4 种类型:Ⅰ型,无移位的桡骨小头骨折;Ⅱ型,骨折块有移位;Ⅲ型,粉碎性骨折,桡骨头常碎裂分离;Ⅳ型,桡骨小头粉碎性骨折并发肘关节脱位。

二、桡骨小头骨折的临床症状与诊断

患者有明确的外伤史,前臂近端外侧肿胀、压痛。伤肘常呈半屈曲位,不愿活动。前臂旋转受限,尤以旋后明显。肘部 X 线正侧位片即可确诊。

三、桡骨小头骨折的治疗

无移位或者轻度嵌插骨折采用肘部功能位固定,3 周后开始功能活动,预后较好。

桡骨小头骨折移位明显、塌陷骨折应在臂丛麻醉下行手法整复。患者仰卧位,上肢外展,肘屈曲位对抗牵引。术者用拇指触及移位的桡骨小头,根据 X 线片提供的骨折移位方向,在助手旋转前臂的同时用拇指用力推压,复位。一般认为小儿桡骨小头骨折复位后,桡骨头倾斜成角在 30° 以内,侧方移位<1/3,随着骨折愈合再塑形,日后对肘关节功能影响不大。复位后屈肘 90° 前臂旋中位固定 3 周。

对于桡骨头骨折,嵌插较紧,手法复位困难时,可以在透视下,穿入克氏针撬拨复位。穿针时注意不要损伤桡骨小头前外侧的桡神经。

骨折复位不满意时,应行切开复位、克氏针内固定。对于成年人粉碎性骨折,关节面破坏>1/3,或者骨折后治疗较晚,主张行桡骨小头切除术。桡骨小头切除术可以延期施行,待局部软组织创伤恢复后再手术,术后仍然可以获得较好的功能。

手术方法:臂丛麻醉下,以桡骨小头为中心 S 形切口,于尺侧腕伸肌与肘后肌之间分离。显露肱桡关节,此时关节囊多已破裂,仔细确定骨折移位方向,检查桡骨头关节面的情况。直视下手法或借助于骨膜剥离器,将桡骨小头撬起复位,准确对位后,打入克氏针或者可吸收螺钉固定。如果桡骨小头呈粉碎状,关节面破坏严重,或者陈旧性骨折,则清除骨折片,继续向桡骨干方向切开骨膜,剥离至桡骨结部,于桡骨结节近侧横形切断,取出桡骨头。桡骨头内固定术后,

肘部固定3~4周后开始功能活动。桡骨头切除用肘部石膏托固定肘屈曲90°位1周后去除,开始练习前臂旋转活动。

第六节 桡骨干骨折

桡骨干骨折比较少见,患者多为青、少年。桡骨的主要功能是参与前臂的旋转活动和支持前臂。桡骨干上1/3骨质较坚固,具有丰厚的肌肉包裹,不易发生骨折,中、下1/3段肌肉逐渐变为肌腱,容易受直接暴力打击而骨折。在桡骨中、下1/3交界处,为桡骨生理弯曲最大之处,是应力上的弱点,故骨折多发生于此处。

一、病因病理

直接暴力和间接暴力均可造成桡骨干骨折,但多由间接暴力所致。直接暴力多为重物打击前臂桡侧所造成,以横断或粉碎骨折较常见。间接暴力多为跌倒时手掌撑地,因暴力向上冲击,作用于桡骨干所致,以横断或短斜形骨折较常见。桡骨干骨折,因有尺骨支持,骨折端重叠移位不多,而主要是肌肉造成的旋转移位。在幼儿多为不全或青枝骨折。成人桡骨干上1/3骨折时,附着于桡骨结节的肱二头肌及附着于桡骨上1/3的旋后肌,拉骨折近段向后旋移位;而附着于桡骨中部及下部的旋前圆肌和旋前方肌,拉骨折远段向前旋转移位。桡骨干中1/3或中下1/3骨折时,骨折位于旋前圆肌终止点以下,因肱二头肌与旋后肌的旋后倾向,被旋前圆肌的旋前力量相抵消,骨折近段就处于中立位,而骨折远段被附着于桡骨下端的旋前方肌的影响而向前旋转移位。

二、临床表现与诊断

骨折后局部疼痛、肿胀、压痛和纵向叩击痛。完全性骨折时,可有骨擦音,较表浅的骨段骨折,可触及骨折端。不完全性骨折症状较轻,尚有部分旋转功能。前臂X线正侧位片可明确骨折部位和移位情况,拍摄X线片时,应包括上、下尺桡关节,注意检查是否有尺桡关节脱位。

三、治疗

无移位的骨折,先将肘关节屈曲至90°,矫正成角畸形,再将前臂置于中立位,用前臂夹板或长臂管型石膏固定4~6周。对有移位的骨折应以手法整复夹板固定为主。

(一)手法复位夹板固定法

1.手法复位

患者平卧,麻醉下,患肩外展,屈肘90°。一助手握住肘上部,另一助手握住腕部。两助手作对抗牵引,骨折在中或下1/3时,前臂置中立位,在上1/3置稍旋后位,牵引3～5分钟,待骨折重叠移位矫正后,进行夹挤分骨。在牵引分骨下,术者一手固定近侧断端,另一手的拇指及示、中、环三指,捏住向尺侧倾斜移位远侧断端,并向桡侧提拉、矫正,向尺侧移位。若有掌背侧移位可用折顶提按法,加大骨折断端的成角。术者一手将向掌侧移位的骨折端向背侧提拉,另一手拇指将向背侧移位的骨折端向掌侧按捺,一般都可复位成功。

手法整复要领:桡骨骨折后可出现重叠、成角、旋转、侧方移位等4种畸形,其中断端的短缩、成角和侧方移位是在暴力作用时发生,而旋转移位则是在骨折以后发生的。由于前臂的主要功能是旋转活动,故如何纠正旋转移位就成为整个治疗的关键。由于有尺骨的支撑,桡骨骨折的短缩重叠移位甚少,但常有桡骨骨折端之间的旋转畸形存在。因此,在整复时,只有恰当地处理好这个主要移位,才能为纠正其他移位创造条件。如上1/3骨折,为旋前圆肌止点以上的骨折,则骨折端是介于两旋转肌群之间,近侧断端只有旋后肌附着,则近折端处于旋后位,远折端只有旋前肌附着,则远折端相对旋前,按照骨折远端对近端的原则,首先应将前臂牵引纠正至稍旋后位,以纠正远折端的旋前移位。如桡骨中、下1/3骨折,近折端有旋后肌与旋前肌附着,其拮抗作用的结果使近折段仍处于中立位,远折端则受旋前方肌的作用而相对旋前,故应首先纠正远折端的旋前移位至中立位。对于桡骨中、下1/3骨折整复侧方移位较容易,而桡骨上1/3骨折因局部肌肉丰满则较难整复,但如果能以前臂创伤解剖为基础,使用推挤旋转复位亦较易成功。即整复时将肘关节屈曲纵行牵引,前臂由中立位渐至旋后位,术者两手分别握远近骨折端,将旋后而向桡背侧移位的骨折近端向尺掌侧推挤,同时将旋前而向尺掌侧移位的骨折远端向桡背侧推,使骨折断端相互接触,握远端的助手在牵引下小幅度向后旋转并做轻微的摇晃,使骨折完全对位。

2.固定方法

骨折复位后,用前臂夹板固定,尺侧夹板和桡侧夹板等长,不超过腕关节。在维持牵引下,先放置掌、背侧分骨垫各一个,再放置其他压垫。桡骨上1/3骨折需在骨折近端的桡侧再放一个小压垫,以防向桡侧移位。然后放置掌、背侧夹板,用手捏住,再放桡、尺侧夹板。桡骨中1/3骨折及下1/3骨折,桡侧夹板下端超腕关节,将腕部固定于尺偏位,借紧张的腕桡侧副韧带限制骨折远端向尺侧偏移。两骨折端如有向掌、背侧移位,可用两点加压法放置压垫。夹板用 4 条布带缚扎固定,患肢屈肘 90°。桡骨上 1/3 骨折者,前臂固定于稍旋后位;中、下 1/3 骨折者,应将前臂固定于中立位。用三角带悬吊前臂于胸前,一般固定4～6周。

固定要领:无论是手法复位或夹板固定,均应注意恢复和保持桡骨旋转弓的形态,复和保持骨间隙的正常宽度。桡骨旋前弓、旋后弓的减少或消失,骨间隙的变窄,不仅影响前臂旋转力量,也将影响前臂的旋转范围。为了保持桡骨旋转弓的形态和骨间隙的正常宽度,在选择前臂夹板固定时,掌背侧夹板应有足够的宽度,使扎带的约束力主要作用于掌背侧夹板上,尺桡侧夹板宜窄,尺侧夹板下端不宜超过腕关节,强调腕关节应固定于尺偏位以抵消拇长肌及伸拇短肌对骨折端的挤压。

3.医疗练功

初期应鼓励患者做握拳锻炼,待肿胀基本消退后,开始做肩、肘关节活动,如小云手等,但应避免做前臂旋转活动。解除固定后,可做前臂旋转锻炼。

4.药物治疗

按骨折三期辨证用药。

(二)切开复位内固定

不稳定骨折和骨折断端间嵌有软组织手法整复困难者,应行切开复位,以钢板螺丝钉固定,必要时同时植以松质骨干于骨折周围。手术途径在桡骨中下段以采用前臂前外侧切口为宜,经桡侧腕伸肌、肱桡肌与指浅屈肌之间进入,此部位桡骨掌面较平坦,宜将钢板置入掌面。桡骨上 1/3 则宜选用背侧切口,经伸指总肌与桡侧腕短伸肌之间进入,钢板置于背侧。术后仍以长臂石膏固定较稳妥。

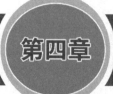

第四章　肩部及上臂损伤的治疗

第一节　肩　袖　损　伤

一、功能解剖

肩关节外侧有两层肌肉,外侧层为三角肌,内侧层为冈上肌、冈下肌、肩胛下肌及小圆肌。其肌肉和腱性部分在肱骨头的前、上、后方形成袖套样组织,附着于肱骨大结节和解剖颈的边缘,称为肩袖。

肩袖可使肱骨头与肩胛盂紧密接触,使肩关节在运动或静息状态下均能对抗三角肌的收缩,防止肱骨头被拉向肩峰,以三角肌的拮抗作用保持肩关节的稳定。不仅如此,肩袖还以杠杆的轴心作用协助肩关节进行外展和旋转。其中冈上肌能使上臂外展及轻度外旋,冈下肌和小圆肌在肩下垂时能使上臂外旋,肩胛下肌在肩下垂时能使上臂内旋,所以有人将肩袖又称为"旋转袖"。

冈上肌、肩胛下肌的肌腱伸出在喙肩弓的下方,当肩关节在内收、外展、上举、前屈及后伸等大范围运动时(如吊环、蛙泳、体操等),冈上肌与肩胛下肌在喙肩弓下被反复夹挤、频繁碰撞而造成损伤。在解剖上,冈上肌、冈下肌腱止点末端1.5 cm长度内是无血管的"危险区",有人认为这是肌腱近侧滋养血管与来自骨膜的微细血管的吻合交接处,此处血供应减弱,是肌腱退行变性和撕裂的好发部位。

二、发病原因

肩袖损伤的发病原因学说较多,主要有以下各点。

(一)撞击学说

肩撞击综合征首先由 Neer(1972)提出,他在解剖100例肩关节中发现11例的肩盂边缘有骨刺出现和肩峰前突下骨赘增生,这是肩袖与肱骨头多次反复撞击的结果。冈上肌腱从喙肩弓下方穿出向外下方附着于肱骨大结节,肩关节前屈时很容易被肩峰前突所撞击(图 4-1)。

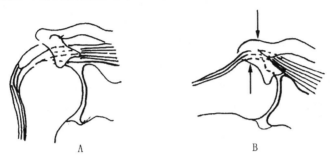

图 4-1　肩袖撞击损伤示意图

A.肩自然下垂;B.肩外展撞击

(二)退变学说

肩袖疾病的病因是多方面的,肩袖肌腱维持肱骨头的稳定,其力臂较短,又在肱骨的顶端(即突出部分),容易发生肌腱退行变。其病理表现往往是细胞变性坏死,钙盐沉积,纤维蛋白玻璃样变性,肌纤维部分断裂,肩袖止点出现潮线复制及不规则。退变后的肌腱在运动中稍加用力即行断裂,一般在 40 岁以上者易发生。

(三)创伤学说

由于创伤导致肌腱损伤已不容置疑。例如肩关节脱位无其他合并伤,复位后肩关节仍不能外展,其根源很可能就是肩袖损伤。肱骨头大结节撕脱骨折大多伴有不同程度的肩袖损伤。运动损伤在肩袖损伤中占有一定的比例。暴力作用于肩袖造成急性损伤的方式较多,主要有以下几种。

(1)肩部被直接撞伤,造成冈上肌腱损伤。

(2)上臂突然过度内收,冈上肌被极度牵拉而撕裂。

(3)上臂接受纵轴牵拉暴力而使肩袖损伤。

(4)暴力从腋下向上冲击,冈上肌受到顶撞对冲而损伤。

三、损伤机制

体操运动员在单杠、吊环、高低杠上运动时进行"转肩""压十字"动作,标枪投掷运动员上臂上举做反弓爆发力时,因反复外展、急剧转肩,肩袖受到摩擦、劳损、牵拉,造成肌腱纤维反复磨损变性,呈慢性炎症样改变,同时可发生肩峰下滑囊炎症改变和退行性改变。这种情况也可见于游泳时的肩部旋转、举重时的抓举、篮球的转手及排球的扣球动作等。追问病史大多有一次损伤史,但也有部分运动员难以清晰回忆何时损伤。

肩袖损伤的病理牵涉到肌腱、关节软骨、滑囊及肩峰。在正常情况下,冈上肌、冈下肌对抗三角肌的收缩力,拉紧肱骨头使其在一定的范围内活动。一旦冈上肌、冈下肌损伤(急性或慢性),三角肌丧失拮抗力量,收缩时肩峰下组织与肩峰撞击,关节盂和肱骨头因机械力量受到破坏,出现关节退行性变。肩袖肌腱损伤后发生玻璃样变性或断裂,断端之间充斥瘢痕并发生挛缩。肩袖损伤时因局部渗血、出血及积液,加上机械性压迫和劳损,最终导致肩峰下滑囊炎。滑囊壁玻璃样变性,滑膜浅层出现纤维素,导致组织增生和粘连。由于反复劳损和机械力的重复叩击,肩峰骨膜增厚,刺激成骨细胞产生骨唇,造成肩关节活动受限或疼痛(图4-2)。

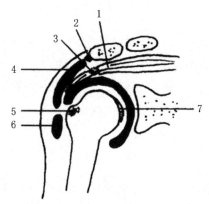

1.肩袖钙化;2.肩峰骨赘;3.肩袖断裂(冈上肌);4.肩峰下滑囊炎;
5.肱骨大结节骨质硬化;6.三角肌下滑囊炎;7.肱骨头软骨退变

图4-2 肩袖损伤病理变化

四、症状及诊断

(一)慢性损伤

此型较为多见。肩痛不明显,当上臂外展至某一特定部位时突然疼痛而停止活动。平时能全程参加训练,但成绩进步不快,有肩部不舒适的感觉。

(二)亚急性损伤

此型最多见。系反复慢性挫伤积累而形成。检查肩外展试验:伤者伸肘旋后位,做肩部外展运动至80°～110°时出现肩部疼痛,外展动作突然中止或卡住,这可能是肩袖与喙肩韧带或肩峰摩擦挤压造成。一些病例训练前做好准备活动后外展时无疼痛。多数病例按压肩外侧肱骨大结节部位有压痛,肩关节外展和上臂抗阻内外旋有疼痛。如已迁延时日,未经正规治疗可出现三角肌萎缩现象。

(三)急性损伤

此型少见。大多为一次急性损伤所致。肩部疼痛、活动受限均较显著。检查臂下落试验:将患肩被动外展90°位去除扶持,患肢不能维持外展,伤臂迅速下落,说明肩袖明显损伤。

五、治疗

(一)非手术治疗

(1)由急性炎症或急性损伤所形成的肩部剧烈疼痛,应暂停训练。可将上臂外展30°位支架外固定,卧床休息3天后可适当活动。

(2)慢性或亚急性损伤,可用1%普鲁卡因溶液10~20 mL加入泼尼松龙1 mL局部封闭,疗效非常理想。

(3)物理治疗:人工太阳灯,紫外线(4~5生物剂量)及直流电碘离子透入对肩袖损伤的康复有明显的辅助作用。

(4)适当改变运动训练,慢性挫伤可继续一般训练,对于引起疼痛的外展动作可适当减少或避免,要加强三角肌力量训练。

(二)手术治疗

肩袖肌腱断裂如面积较大,断端分离较多,残端缺血或经非手术治疗4~6周后症状未见改善,可选择手术治疗。术中可将断端褥式缝合,如不能对合,取阔筋膜修补缝合。也可在肱骨大结节上钻孔缝合肩袖,术后以外展支架将患肢固定,于外展、前屈及外旋位,6周后拆除外固定,积极进行功能锻炼活动。

六、预防

(1)在进行大范围转肩运动训练前应循序渐进,并加强肩关节各组肌肉力量训练,如三角肌肌力加强训练等。

(2)每次训练前应严格认真做好准备活动,以适应运动,减少损伤。

第二节　复发性肩关节脱位

一、病因

复发性脱位的发生主要取决于初次脱位时的损伤程度。初次脱位的创伤程度、发生年龄、是否顺利复位、复位后的固定等因素均与日后的复发相关。一般来讲，初次脱位的创伤越大、年龄越小、复位困难、复位后的固定不足均易导致复发性脱位的发生。肩关节脱位复发的病理方面有以下几种原因。

（1）盂唇从关节盂腔的前缘上剥离，肩盂前方或前下方的盂唇一旦剥离，非手术治疗下愈合困难，易导致盂肱关节前方不稳。

（2）肩关节囊过度松弛，盂肱中韧带松弛或断裂，肩关节囊的前壁松弛及膨胀不易修复。随脱位次数增加，其松弛程度加重。

（3）肩关节前脱位时，肱骨头撞向关节盂缘，可导致肱骨头的后外侧面因撞击导致骨缺损。该部位的凹陷性骨缺损，使肱骨头外旋到达一定角度，加上后伸动作即可促使肱骨头的缺损部位自肩盂的边缘向前滑出，导致再次脱位。

二、分型

肩关节脱位可依据以下几方面来进行分型和决定治疗：不稳的方向、程度和病程，引起不稳的原发创伤，患者的年龄、心理状态及伴随疾病情况。

（一）肩关节脱位的分型

1.按方向分型

按方向分为前脱位、后脱位及上、下脱位。约97％的复发性脱位为前脱位，约3％为后脱位，上、下脱位极为罕见。

2.按程度分型

按程度分为半脱位或全脱位。

3.按病程分型

按病程分为急性、亚急性、慢性或复发性。如果肱骨头脱位超过6周，称为慢性脱位。

4.按与脱位有关的创伤分型

按与脱位有关的创伤分为创伤性脱位，即由一次单独的创伤即可造成的脱位;微创伤性脱位(获得性的),即肢体运动时反复的创伤造成了关节囊盂唇复合体的塑性变形。

5.随意性脱位

一些患有后方不稳定的患者能通过选择性地收缩肌肉,使其肩关节随意地脱位。对这些患者应以心理治疗为主。另对患有原发性神经肌肉疾病或综合征而伴发的复发性脱位,应首先进行药物治疗。

(二)患者的年龄

患者的年龄对于预后极为重要。依年龄常分为<20岁、20~40岁和>40岁。

三、诊断

复发性肩关节脱位,有经常脱位的病史,当上臂外展、外旋和后伸时,即可发生脱位。但肩关节复发性半脱位的患者,症状不典型,有的患者诉说有肩关节滑进与滑出的感觉,有的无任何不适,常被漏诊。检查时应双侧对比,进行双肩关节的全面检查。观察肩部是否有萎缩,有无压痛,压痛部位和程度。检查双肩的主动与被动活动范围,评价三角肌、肩袖与肩胛骨稳定肌肉的肌力。此外,还有一些特殊检查可帮助判断肩关节的稳定性。

(一)肱骨头推移试验

上臂0°外展位,检查者一手固定肩胛骨,另一只手握住肱骨头施加压力,观察肱骨头在关节盂中前后移位的程度。

(二)陷窝试验

分别在上臂0°和45°外展位,牵拉患侧上肢远端,观察肱骨头与肩峰间的陷窝,测量肱骨头与肩峰间距离,并分为3级,<1 cm为1+,1~2 cm为2+,>2 cm为3+,0°外展位时,半脱位更多地提示旋转间隙的松弛;而45°外展位时,半脱位则提示下盂肱韧带复合体的松弛。

(三)负荷和位移实验

患者仰卧位,在肩胛骨平面,将肢体在各个角度外展、外旋。检查患者的右肩时,检查者的左手握住肱骨近端,右手轻握住肘部。用左手在肱骨近端向前方施压,观测移位程度及脱位点。移位程度被分为0~3级。1级,移位超过对侧正常肢体;2级,肱骨头滑至关节盂缘的上方,但可自行复位;3级,脱位。检查左肩时相反。

（四）前方恐惧试验

将肩关节外展 90°，屈肘 90°，肩部在向前的压力下，轻度外旋上肢。此时患肩关节前侧不稳定的患者一般可产生一种恐惧感。

（五）复位试验

复位试验用于检查击球运动员的不稳定，患者仰卧位，肩关节外展 90°并外旋，检查者在肱骨的后部向前方施压，如果患者出现疼痛或脱位的恐惧感，对肱骨施以向后的压力，使肱骨头复位于关节内，疼痛或恐惧感消失，解除向后的压力，疼痛或恐惧感又出现，提示前不稳定。

（六）其他

存在后方不稳定时，要判断患者是否能将肩关节随意脱位。如果患者有掌指关节过伸超过 90°、肘膝关节过伸、双肩关节松弛、拇指能被动触及前臂等表现提示存在韧带普遍松弛。

通过病史及体格检查一般能诊断肩关节不稳，常规 X 线检查可进一步支持诊断。X 线检查包括肩关节的前后位与腋窝侧位平片。如仍不能得出结论，必要时可行 MRI 扫描或 CT 关节造影。

四、治疗

（一）复发性肩关节前脱位的治疗

虽然已有 100 多种手术及更多的改良方法来治疗创伤性复发性肩关节前方不稳定，但却没有一种最好的方法。要获取满意效果需依据不同的病理特点选择手术方法。复发性肩关节前脱位的手术方法可分为下列几类：①修复关节囊前壁，加强肩关节前方稳定性的手术，常用的有 Bankart 手术和 Putti-Platt 手术。②肌肉止点移位，加强肩关节前壁的手术，常用的有 Magnuson 手术。③骨移植术，使用移植骨块修复肩盂的缺损，同时肌肉韧带的"悬吊作用"可有效地防止脱位复发，常用的是 Latarjet 术和 Bristow 术。

1.Bankart 手术

盂唇与关节囊在关节盂缘分离或关节囊较薄时，有行 Bankart 手术的指征。该手术的优点是可矫正盂唇缺损并将关节囊重叠加固，主要缺点是手术操作较困难。

（1）患者体位：患者取仰卧位，患肩垫高，头端摇高 20°，整个肩部消毒并铺单。

（2）切口及显露：从喙突部至腋皱襞做一直切口，于胸大肌、三角肌间沟进入,将头静脉及三角肌牵向外侧,显露喙突及附着其上的肱二头肌短头、喙肱肌与胸小肌联合腱,向内侧牵开联合腱。如果显露困难,可行喙突截骨,先自喙突的尖部沿其纵轴钻一骨孔,以利于喙突重新固定。

(3)手术方法:骨刀截断喙突,将喙突尖与附着的联合腱一起向内下方牵开,注意勿损伤肌皮神经。外旋肩关节,显露整个肩胛下肌肌腱,如发现有裂口,在肱骨头上方修补该裂口,如果打算把肩胛下肌肌腱从关节囊上游离下来,则应在切断肩胛下肌肌腱后,切开关节囊前修补该裂口。如果打算水平切开肩胛下肌及其肌腱,则应在切开肩胛下肌前修补该裂口。切开肩胛下肌的方法:①二头肌间沟的外侧约 1 cm 处,锐性垂直分离肩胛下肌腱。②仅切开肩胛下肌肌腱的上3/4,下 1/4 保留于原位以保护腋神经及其下方的血管。③沿肩胛下肌肌纤维方向分开。外旋肩关节打开关节囊,如关节囊松弛或多余,那么在关节囊修补过程中,应收紧松弛部分。外旋肩关节,垂直切开关节囊,如发现有 Bankart 损伤,则通过盂缘的 3 个骨孔将关节囊重新固定于关节盂缘,打孔前,用刮匙刮净肩胛颈边缘及前关节盂缘。促进关节囊附着并与骨组织愈合。骨孔距关节盂缘 4～5 mm。然后将关节囊的外侧部与关节盂缝合。检查肩关节的活动,外旋应能达到 30°。缝合前关节囊的所有剩余开口,将肩胛下肌肌腱缝回原位,如截断喙突,则要用 1 枚螺纹钉重新固定。

(4)术后处理:吊带固定肩关节,以防止外旋。第 3 天解除吊带,进行肩关节摆动锻炼。3 周后,开始肌肉等长收缩锻炼。3 个月后,进行抗阻力锻炼。6 个月时应恢复肩关节的全部功能。

2.Putti-Platt 手术

该方法的优点是不论肱骨头外上方是否缺损,盂唇是否脱落,均可防止肱骨头再脱位。缺点是术后肩关节外旋受限。

(1)手术方法:大部分与 Bankart 手术相似,主要不同在于重叠缝合关节囊和肩胛下肌肌瓣。用褥式缝合法将关节囊的外侧瓣缝在肩胛骨颈部软组织上,内旋上臂,并下压上臂近端,然后收紧结扎缝线。将关节囊的内侧瓣重叠缝于外侧瓣的浅层,然后将肩胛下肌向外侧移位,缝于肱骨头大结节处的肩袖肌腱上或肱二头肌沟处。缝合后肩胛下肌的张力应以肩关节仅能外旋 35°～45°为宜。这样就形成一个抵御再脱位的结实的屏障。但当前关节囊组织结构较差或如果后肱骨头缺损较大需行手术以限制外旋时,这种重叠手术的作用极小。

(2)术后处理:同 Bankart 手术。

3.Magnuson-Stack 手术

Magnuson-Stack 手术由 Magnuson 与 Stack 设计,该方法将肩胛下肌的止点由小结节移至大结节,由于这种手术的成功率较高,且简单可行,因而目前非常流行。其缺点是不能矫正盂唇及关节囊的缺损,且术后外旋受限。外旋恢复正常的患者会出现复发。

(1)手术方法:手术入路同 Bankart 手术,显露肩胛下肌后,外旋上臂,沿肩胛下肌的上、下缘做一切口,游离肩胛下肌至小结节的附着部。在肱骨小结节处将肩胛下肌凿开,附着一薄骨片,但不要损伤肱二头肌腱沟,将肩胛下肌向内侧掀起,显露肩关节囊。内旋上臂,显露肱骨大结节,在大结节部位选择新的附着点,其标准是能限制肩关节 50% 的外旋。选定新附着点后,在新的附着点骨皮质上凿楔形骨槽,骨槽外侧壁钻 3～4 个小孔,将肩胛下肌腱连同附着的骨片用粗丝线缝在骨槽内。将肩胛下肌上、下缘与邻近组织间断缝合,逐层缝合关闭切口。

(2)术后处理:同 Bankart 手术。

4.Bristow 手术

手术指征为关节盂缘骨折、慢性破损或前关节囊肌肉等支持组织结构不良。喙突转位的位置是否正确是手术成败的关键。喙突转位后必须贴近关节盂前缘,而不是超越。手术的关键在于:①喙突转位点在关节盂中线以下,距关节盂内侧缘 5 mm 以内。②固定螺钉应不穿透关节面,并过关节盂后方皮质骨。③喙突与肩胛骨之间产生骨性融合。

该手术的主要缺点:①术后产生内旋挛缩。②不能矫正盂唇或关节囊的病理状况。③可能损伤肌皮神经。④肩胛下肌相对短缩,降低了内旋力量。⑤破坏了肩关节原有的解剖结构,损伤喙肩弓。

(1)手术方法:取肩关节前切口,于胸大肌、三角肌间沟进入,显露喙突及其上附着的联合腱。切断喙突,将喙突尖及与其附着的腹股沟镰与喙肩韧带移向远端,注意保护肌皮神经。然后,找到肩胛下肌的上下界限,顺其肌纤维方向,约在该肌的中下 1/3,由外向内劈开肩胛下肌,显露前关节囊。同法劈开前关节囊。探查关节内的病理变化。如果关节囊及盂唇从关节盂前缘剥离,用缝线将其缝合于新的骨床上。骨膜下剥离,显露肩胛颈前部。转位点位于关节盂中线以下,距关节盂内侧缘5 mm。在这一位置,钻一个直径 3.2 mm 的骨孔,穿过肩胛颈的后部皮质,测深,在喙突尖钻一个同样直径的孔。去除肩胛颈的所有软组织并使其表面粗糙。间断缝合关节囊,将转位的喙突尖及其附着的肌肉穿过肩胛下肌的水平裂隙固定于肩胛颈,用 1 枚适当长度的松质骨螺钉将喙突尖固定于肩胛颈。检查肌皮神经不被牵拉,间断缝合肩胛下肌纵裂,逐层缝合切口。

(2)术后处理:肩关节制动 1 周,然后悬吊制动 3~4 周,并进行肩关节摆动锻炼。6 周后,不负重增加活动范围。3~4 个月时进行非接触性运动。6 个月后进行接触性运动。定期摄片,以观察转位的喙突或螺纹钉位置的变化。螺钉松动,应及时去除。可能仅有50%~70%的患者产生骨愈合,其余患者可产生牢固的纤维连接。

5.关节镜下 latarjet 术

最近数年,在成功切开 Latarjet 手术及关节镜技术和器械改进的基础上,国际上开始尝试将高难度的切开 Latarjet 手术在关节镜下完成,既保留了切开手术稳定性好的优点,又采用了微创技术。关节镜Latarjet拥有许多优势,包括:在肩胛盂前颈部提供了清楚的视野,可以准确地放置骨块和螺钉;可同时治疗伴随病理损伤;降低了肩关节术后粘连和僵硬的风险等。2010 年,Lafosse 报道全关节镜下 Latarjet 手术是一个可行但高难度的技术,需要很长的学习曲线及一定程度的专业知识和技能。Latarjet 手术区附近有臂丛神经和腋血管,是一个有潜在危险的手术,需要完全掌握肩胛下肌、喙突和臂丛神经解剖。这一技术的开展使肩关节复发性前脱位的治疗全面微创化。

(二)复发性肩关节后脱位的治疗

1.保守治疗

肩关节后方不稳定的初期应采用非手术治疗。治疗包括以下内容。

(1)教育指导患者避免特殊的、可引起后方半脱位的随意动作。

(2)进行外旋肌与三角肌后部的肌力锻炼,锻炼恢复肩关节正常的活动范围。经过至少4个月恰当的康复治疗后仍不能好转,并且疼痛与不稳定影响日常生活和工作,在排除了习惯性脱位且患者的情绪稳定后,则应手术治疗。

2.手术治疗

多年来已有多种类型的手术用于矫正肩关节后方不稳定,包括后关节囊肌腱紧缩术、关节囊后壁修复术,如反 Bankart 与反 Putti-Platt 手术、肌肉转位术、骨阻挡术及关节盂截骨术。

(1)后关节囊肌腱紧缩术:后关节囊肌腱紧缩术基本上是一种改良的反 Putti-Platt 手术,由 Hawkins 和 Janda 提出。可用于肩关节反复遭受向后的创伤或有一定程度内旋丧失的运动员或体力劳动者。

手术方法:患者取侧卧位,患肢消毒铺单,应使其可被自由搬动。从肩峰后外侧角的内侧2 cm处开始做纵向切口,延伸至腋后部。顺肌纤维方向钝性剥离分开下方的三角肌,显露冈下肌与小圆肌。将上肢置于旋转中立位,平行关节线,垂直切开冈下肌肌腱与关节囊,注意保护小圆肌或腋神经。切开关节囊后,缝定位线,将肱骨头半脱位,检查关节,外旋上肢,将关节囊外侧缘缝合于正常的后关节盂盂唇上。如果盂唇已被剥离,在关节盂上钻孔固定关节囊的边缘。将关节囊内侧部与冈下肌向外侧缝合于关节囊外侧缘的表面。上肢应能内旋约20°。缝合三角肌筋膜,常规缝合切口。

术后处理:上肢用支具或肩"人"字石膏制动于外展 20°并外旋 20°位。非创伤性脱位的患者,制动6周。创伤性脱位的患者,制动 4 周。然后除去支具,开始康复训练,先被动锻炼,后主动锻炼,一般经6 个月的积极锻炼,患者才能重新参加体育运动或重体力工作。

(2)关节盂截骨术。①手术方法:患者取侧卧位。切口同后关节囊肌腱紧缩术,显露三角肌肌纤维。在肩峰后角内侧 2.5 cm 处,顺三角肌肌纤维方向向远端将三角肌劈开 10 cm,向内、外侧牵开三角肌,显露下方的冈下肌与小圆肌。然后,将小圆肌向下翻至关节囊水平。切断冈下肌肌腱并将其翻向内外侧,注意勿损伤肩胛上神经。垂直切开关节囊显露关节。于关节盂缘截骨,截骨部位不要超过关节盂面内侧0.6 cm,以免损伤肩胛上神经。骨刀边推进,边撬开截骨部,使后关节盂产生向外侧的塑性变形。截骨不应穿出前方,恰好止于肩胛骨的前侧皮质部,以形成完整的前侧皮质、骨膜软组织链,使移植骨不用内固定即能固定于截骨处。然后从肩峰取约8 mm×30 mm 的移植骨,用骨刀撬开植骨处,插入移植骨。维持上肢于旋转中立位。将内侧关节囊向外并向上牵拉缝在外侧关节囊的下面。将外侧关节囊向内并加上牵拉缝在内侧关节囊上。然后在上肢旋转中立位修复冈下肌肌腱。②术后处理:术后石膏或支具维持上肢于外展10°～15°并旋转中立位。6～8 周拆除石膏,循序渐进开始康复锻炼。

第三节　肩锁关节脱位

一、病因

肩锁关节脱位通常由暴力自上而下作用于肩峰所致。坠落物直接砸在肩顶部后,锁骨下移,由于第1肋骨阻止了锁骨的进一步下移,如果锁骨未骨折,则肩锁、喙锁韧带断裂,同时可伴有三角肌和斜方肌锁骨附着点的撕裂,肩峰、锁骨和喙突的骨折,肩锁纤维软骨盘的断裂和肩锁关节的关节软骨骨折。锁骨的移位程度取决于肩锁和喙锁韧带、肩锁关节囊及斜方肌和三角肌的损伤程度。

二、分型

Urist根据关节面解剖形态和排列方向,把肩锁关节分为3种形态(图4-3)。Ⅰ型:冠状面关节间隙的排列方向自外上向内下,即锁骨端关节面斜形覆盖肩峰端关节面;Ⅱ型:关节间隙呈垂直型排列,两个关节面相互平行;Ⅲ型:关节间隙由内上向外下,即肩峰端关节面斜形覆盖锁骨端关节面。Ⅲ型的结构居于稳定型,Ⅰ型属于不稳定型。在水平面上,肩锁关节的轴线方向由前外指向后内。

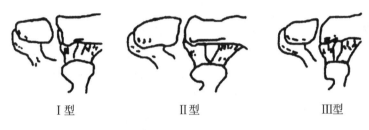

| Ⅰ型 | Ⅱ型 | Ⅲ型 |

图4-3 肩锁关节3种形态

三、分类

Rockwood等将肩锁关节脱位分为Ⅰ～Ⅵ型(图4-4)。

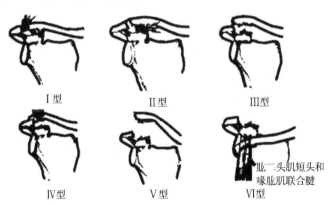

肱二头肌短头和喙肱肌联合腱

图4-4 肩锁关节损伤分6型

(一)Ⅰ型

Ⅰ型指肩锁关节的挫伤,并无韧带断裂和关节脱位,肩锁关节稳定,疼痛轻微,早期 X 线片阴性,后期可见锁骨远端骨膜的钙化。

(二)Ⅱ型

Ⅱ型由更大的外力引起,肩锁韧带和关节囊破裂,但喙锁韧带完好,肩锁关节不稳定,尤其是在前后平面上不稳定。X 线片上可看到锁骨外侧端高于肩峰,但高出的程度小于锁骨的厚度,肩锁关节出现明显的疼痛和触痛,但必须拍摄应力下的 X 线片来确定关节不稳定的程度。

(三)Ⅲ型

损伤肩锁韧带和喙锁韧带及锁骨远端三角肌附着点的撕裂。锁骨远端高于肩峰至少一个锁骨厚度的高度。

(四)Ⅳ型

损伤的结构与Ⅲ型损伤相同,但锁骨远端向后移位进入或穿过斜方肌。

(五)Ⅴ型

损伤三角肌与斜方肌在锁骨远端上的附着部均从锁骨上分离,肩锁关节的移位程度为100%～300%,同时在锁骨和肩峰之间出现明显的分离。

(六)Ⅵ型

损伤较少见,由过度外展使肩锁韧带和喙锁韧带撕裂所致,锁骨远端移位至喙突下、肱二头肌和喙肱肌联合腱后。

四、临床表现及诊断

查体有局部疼痛、肿胀及肩锁关节不稳定伴锁骨远端移位,X 线片可以帮助评价损伤的程度。患者直立位,摄双侧肩锁关节的前后位平片,然后进行两侧比较。必要时可在患者腕部悬挂4.5～6.8 kg 的重物,可以观察到肩锁关节的不稳定,重物最好系在患者腕部,避免让患者用手握,以使上肢肌肉能够完全放松。

五、治疗

(一)非手术治疗

Ⅰ型损伤通常采用吊带制动,配合局部冰敷、止痛药物治疗。Ⅱ型损伤的治疗方法与Ⅰ型相似,如果锁骨远端移位的距离不超过锁骨厚度的 1/2,可应用绑扎、夹板或吊带制动 2～3 周,但必须在 6 周以后才能恢复举重物或参加体育运动。

(二)手术治疗

对于Ⅲ、Ⅳ、Ⅴ、Ⅵ型损伤应行手术治疗,手术方法有许多种,可以分为 5 个主要类型:①肩锁关节复位和固定。②肩锁关节复位、喙锁韧带修复和喙锁关节固定。③前两种类型的联合应用。④锁骨远端切除。⑤肌肉转移。常用的手术方法如下所述。

1.喙锁韧带缝合、肩锁关节克氏针内固定术(改良 Phemister 法)

通过肩部前内侧的 Thompson 和 Henry 入路,显露肩锁关节、锁骨外侧端及喙突。探查肩锁关节,去除关节盘或其他妨碍复位的结构,然后褥式缝合肩锁韧带,暂不要打结,接着逆行穿出克氏针,整复脱位的肩锁关节后顺行穿入,使其进入锁骨 2.5~4 cm。通过前后位和侧位(腋部)X 线片检查克氏针的位置和复位的情况。如二者均满意,于肩峰外侧边缘将克氏针折弯 90°并剪断,保留 0.6 cm 的钩状末端以防止其向内侧移位,旋转克氏针,将末端埋于肩峰下软组织内,修复肩锁关节囊和韧带,并将预先缝合喙锁韧带的线收紧打结,修复斜方肌和三角肌止点的损伤。术后处理用肩胸悬吊绷带保护,术后 2 周去除绷带并拆线,开始主动活动,8 周后在局麻下拔除克氏针。克氏针的折断和移位是常见的并发症。

2.喙锁关节的缝线固定术

做一个弧形切口显露肩锁关节、锁骨的远端和喙突,显露肩锁关节,彻底清除关节盘或其他碎屑,褥式缝合断裂的喙锁韧带,暂不打结。用直径约为 0.7 cm 的钻头在喙突上方的锁骨上前后位钻两个孔,在喙突基底的下方穿过 1 根不吸收缝线,并向上穿过锁骨的两个孔,复位肩锁关节,打紧缝线,这样缝线就可不绕住整个锁骨,以避免缝线割断锁骨。如果仍有前后向不稳定,可按 Phemister 法用 1 枚克氏针固定肩锁关节,最后收紧打结喙锁韧带的缝线,修复肩锁关节囊,缝合撕裂的三角肌和斜方肌。术后处理同改良 Phemister 法。

3.喙锁关节螺钉内固定及喙锁韧带缝合术(改良 Bosworth 法)

通过前内侧弧形切口显露肩锁关节和锁骨末端,向远外侧牵开三角肌以暴露喙突尖和喙锁韧带(图 4-5)。同 Phemister 法一样,检查肩锁关节,去除关节盘或其他妨碍复位的结构,缝合喙锁韧带,暂不要打结,用直径为 4.8 mm 的钻头在锁骨上垂直钻一个孔,此孔在锁骨复位后应同喙突基底在同一直线上。复位锁骨,用另外一个直径为 3.6 mm 的钻头通过先前在锁骨上钻好的孔在喙突上再钻一个孔,选择一个合适长度的 Bosworth 螺钉穿过两孔,拧紧螺钉使锁骨上表面与肩峰上表面平齐,收紧打结喙锁韧带缝线,修复撕裂的斜方肌和三角肌止点。术后用悬吊带制动,1周后去除悬吊,开始轻微的主动功能锻炼,2周后拆线,术后6~8周取出螺钉,10周内避免超过90°的外展运动和举重物。

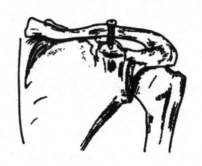

图 4-5　改良 Bosworth 法

4.锁骨远端切除术

通过前方弧形切口显露肩锁关节、锁骨外侧端及喙突,沿锁骨长轴切开关节囊和肩锁上韧带,骨膜下剥离显露锁骨,然后修复关节囊和韧带,用咬骨剪或摆动锯在骨膜下自下外方斜向内上方截除1 cm长的锁骨外侧端,挫平上缘残端。褥式缝合损伤的喙锁韧带,暂不打结,交叉穿入2枚克氏针,将锁骨外侧端维持在正常位置。术后悬吊制动1周,进行轻微的主动环绕运动,2周后拆线,增加活动量,4周内避免抬举重物,8周内避免体育活动。

5.喙肩韧带移位加强肩锁关节术

通过前内侧弧形切口显露肩锁关节、锁骨外侧端及喙突,切断喙肩韧带在喙突前外侧缘的起点,向下推压锁骨外侧段,复位肩锁关节,用克氏针1~2枚,贯穿固定肩锁关节,将喙肩韧带向前上翻转,固定缝合于锁骨外侧端前方,修复肩锁韧带和喙锁韧带。术后处理同 Stewart 法。

6.喙肩韧带移位重建喙锁韧带术

同 Neviaser 法显露肩锁关节、锁骨外侧端及喙突,切断喙肩韧带在肩峰前内侧缘的起点(图4-6)。在锁骨外侧端相当于喙突尖的上方行锁骨切骨术,切骨线由内下向外上倾斜,切除锁骨外侧端约2 cm。在切骨端近侧1 cm处,于锁骨前壁钻两个骨孔,以细钢丝或粗丝线在喙肩韧带的肩峰端做褥式缝合,两线端分别经髓腔,从锁骨的骨孔引出。下压锁骨,恢复正常喙锁间距,抽紧缝线,结扎固定,使喙肩韧带移入锁骨断端的髓腔内。

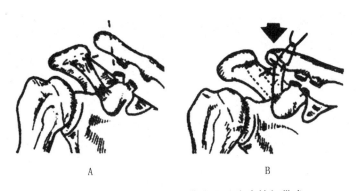

图 4-6 Weaver **法喙肩韧带移位重建喙锁韧带术**

A.切除锁骨外侧端,切断喙肩韧带;B.喙肩韧带移入锁骨断端的髓腔内

术后用 Velpeau 绷带固定患肩 4 周,之后改用三角巾悬吊 4 周,术后 8 周去除悬吊,进行康复训练。

7.Dewar 手术

显露肩峰、肩锁关节及锁骨外侧端,自肩峰和锁骨外侧端前方切断三角肌附着点,行骨膜下剥离,显露肩锁关节。切除破碎的肩锁关节囊,软骨盘,显露锁骨外侧端并切除 1.0 cm。切开喙突上方的锁骨前方骨膜,将锁骨前面 1.5～2.0 cm 的皮质骨制成粗糙面,于骨粗糙面中央由前向后钻孔备用。切开胸肌筋膜,显露喙突及其下方的肱二头肌短头、喙肱肌和胸小肌。在肱二头肌短头、喙肱肌和胸小肌之间作由下而上的逆行分离,至喙突前、中 1/3 交界处,环形切开骨膜,在喙突角部由前向后钻备用。以骨刀在喙突前、中 1/3 处截骨,使喙突骨块连同肱二头肌短头腿和喙肱肌一起向下翻转,以 1 枚适当长度的加压螺钉贯穿固定喙突骨块于锁骨前方原钻孔部位。将三角肌前部重新缝合。

术后三角巾悬吊患臂 3 周,3 周后练习上举及外展活动,6～8 周后即可负重功能训练。

8.锁骨钩钢板内固定、喙锁韧带缝合术

近年我们采用锁骨钩钢板内固定,喙锁、肩锁韧带缝合治疗肩锁关节脱位(图 4-7)取得满意疗效。该方法固定牢靠,并可早期行肩关节功能锻炼,又无克氏针内固定断裂后游走的危险。

9.关节镜下微创治疗肩锁关节脱位

随着关节镜技术的发展,微创理念不断地推广,传统的切开复位手术已经逐渐地被小切口微创手术和关节镜手术所取代,关节镜下手术治疗肩锁关节脱位被越来越多的临床医师和患者所接受,并取得了较好的疗效。

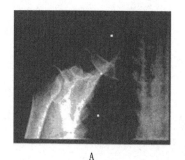
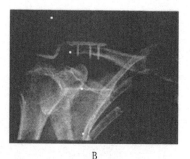

图 4-7　肩锁关节脱位锁骨钩钢板内固定、喙锁韧带缝合术

A.术前 X 线片；B.术后 X 线片

（1）关节镜下螺钉固定肩锁关节：采用这种手术方法的优点是，关节镜下直视喙突下面的结构，有助于选择合适长度的空心钉，并将空心钉置于合适的位置。螺钉固定可以防止锁骨脱位，并防止肩锁关节复位不良。还有助于检查肩关节和肩峰下间隙的损伤。

（2）关节镜下喙肩韧带转位重建喙锁韧带：喙肩韧带可以防止肱骨头向上方移位，以及保持前后向的稳定性。因此，对于巨大肩袖损伤的患者不适合此类手术。使用喙肩韧带转位重建喙锁韧带不仅使肩锁关节得到重建，而且喙肩韧带为新生的细胞和胶原纤维提供了支撑结构。此外，这种术式还保留了胸肩峰动脉的肩峰支，有利于组织愈合。术中没有破坏肩锁关节周围的稳定结构，患者术后可早期活动患肢。

（3）关节镜下纽扣钢板重建喙锁韧带：采用 ENDOBUTTON（纽扣钢板）重建喙锁韧带，无需再次手术拆除内固定钢板，带袢纽扣钢板生物力学强度大，能够满足生物力学需求，术后对肩关节外展和上举活动影响小，有利于早期功能锻炼，可减少肩锁关节炎和肩关节粘连的发生。

第四节　肩胛骨骨折

肩胛骨位于两侧胸廓后上方，周围有丰厚的肌肉覆盖，骨折较少见。肩胛骨对上肢的稳定和功能起着重要的作用，骨折后如不能得到正确治疗，可能会对上肢功能造成严重影响。

一、骨折分类

(一)按部位分类

肩胛骨骨折按解剖部位可分为肩胛体骨折、肩胛冈骨折、肩胛颈骨折、肩胛盂骨折、喙突骨折和肩峰骨折等。肩胛体和肩胛冈骨折最为常见,其次为肩胛颈骨折,然后是肩胛盂骨折、肩峰骨折、喙突骨折,不少骨折属于上述各类的联合骨折。另外,还有肌肉和韧带附着点的撕脱骨折、疲劳或应力骨折。

1.肩胛盂关节内骨折

此类骨折可进一步分为 6 型:①Ⅰ型盂缘骨折。通常合并肩关节脱位。②Ⅱ型骨折。经肩胛盂窝的横形或斜形骨折,可有肩胛盂下方的三角形游离骨块。③Ⅲ型骨折。累及肩胛盂的上1/3,骨折线延伸至肩胛骨的中上部并累及喙突,经常合并肩锁关节脱位或骨折。④Ⅳ型骨折。骨折线延伸至肩胛骨内侧。⑤Ⅴ型骨折。Ⅱ型和Ⅳ型的联合类型。⑥Ⅵ型骨折。肩胛盂的严重粉碎性骨折。

2.喙突骨折

根据骨折线与喙锁韧带的位置关系,可进一步分成两型:①Ⅰ型骨折。位于韧带附着点后方,有不稳定倾向。②Ⅱ型骨折。位于韧带前方,稳定。

(二)按关节内外分类

根据骨折是否累及肩盂关节面,肩胛骨骨折可分为关节内骨折和关节外骨折。关节外骨折根据稳定性,又可进一步分为稳定的关节外骨折和不稳定的关节外骨折两种。

1.关节内骨折

此类骨折为涉及肩胛盂关节面的骨折,常合并肱骨头脱位或半脱位。肩胛盂骨折中只有 10%有明显的骨折移位。

2.稳定的关节外骨折

此类骨折包括肩胛体骨折、肩胛冈骨折和一些肩胛骨骨突部位的骨折。单独的肩胛颈骨折,一般较稳定,也属于稳定的关节外骨折。

3.不稳定的关节外骨折

此类骨折主要指合并锁骨中段移位骨折的肩胛颈骨折,即"漂浮肩"损伤(图 4-8),该损伤常由严重暴力引起,此种骨折造成整个肩胛带的不稳定。由于上臂的重力作用,它有向尾侧旋转的趋势。常合并同侧肋骨骨折,也可损伤神经血管束,包括臂丛神经。

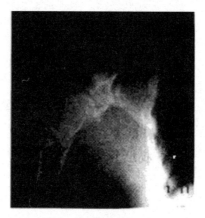

图 4-8 "漂浮肩"损伤

二、临床表现及诊断

肩胛骨骨折根据外伤史、症状、体征及 X 线检查,可明确诊断。

(一)病史

1.体部骨折

体部骨折常为直接暴力引起,受伤局部常有明显肿胀,皮肤常有擦伤或挫伤,压痛也很明显,由于血肿的刺激可引起肩袖肌肉的痉挛,使肩部运动障碍,表现为假性肩袖损伤的体征。但当血肿吸收后,肌肉痉挛消除,肩部主动外展功能即恢复。喙突骨折或肩胛体骨折深吸气时,由于胸小肌和前锯肌带动骨折部位活动可使疼痛加剧。

2.肩胛盂和肩胛颈骨折

肩胛盂和肩胛颈骨折多由间接暴力引起,即跌倒时肩部外侧着地,或手掌撑地,暴力经肱骨传导冲击肩胛盂或颈造成骨折。多无明显畸形,易漏诊。但肩部及腋窝部肿胀、压痛,活动肩关节时疼痛加重,骨折严重移位者可有肩部塌陷,肩峰相对隆起呈方肩畸形,犹如肩关节脱位的外形,但伤肢无外展、内收、弹性固定情况。

3.肩峰骨折

肩峰突出于肩部,多为自上而下的直接暴力打击,或由肱骨突然强烈的杠杆作用引起,多为横断面或短斜面骨折。肩峰远端骨折,骨折块较小,移位不大;肩峰基底部骨折,远侧骨折块受上肢重量的作用及三角肌的牵拉,向前下方移位,影响肩关节的外展活动。

(二)X 线检查

多发损伤患者或怀疑有肩胛骨骨折时,应常规拍摄肩胛骨 X 线片,常用的有肩胛骨正位、侧位、腋窝位和胸位 X 线片。注意肩胛骨在普通胸部正位片上显示不清,因为肩胛骨与胸廓冠状面相互重叠。此外,还可根据需要加拍一些特殊体位平片,如向头侧倾斜 45°的前后位平片可显示喙突骨折。CT 检查能帮助辨认和确定关节内骨折的程度和移位,以及肱骨头的移位程度。因为胸部合并损伤的发生率高,胸片应作为基本检查方法的一部分。

(三)合并损伤

诊断骨折的同时,应注意检查肋骨、脊柱及胸部脏器的损伤。肩胛骨周围有肌肉和胸壁保护,所以只有高能量创伤才会引起骨折。由于肩胛骨骨折多由高能量直接外力引起,因此合并损伤发生率达 35％～98％。合并损伤常很严重,甚至危及生命。然而,在初诊时却常常漏诊。最常见的合并损伤是同侧肋骨骨折并发血气胸,其次是锁骨骨折、颅脑闭合性损伤、头面部损伤、臂丛损伤。肩胛骨合并第 1 肋骨骨折时,因可伤及肺和神经血管,故特别严重。

三、治疗

绝大多数肩胛骨骨折可采用非手术方法治疗,只有少数患者需行手术治疗。由于肩胛骨周围肌肉覆盖多,血液循环丰富,骨折愈合快,骨折不愈合很少见。

(一)肩胛体和肩胛冈骨折

肩胛体和肩胛冈骨折一般采用非手术治疗,可用三角巾或吊带悬吊制动患肢,早期局部辅以冷敷,以减轻出血及肿胀。伤后 1 周内,争取早日开始肩关节钟摆样功能锻炼,以防止关节粘连。随着骨折愈合,疼痛减轻,应逐步锻炼关节的活动范围和肌肉力量。

(二)肩峰骨折

如肩峰骨折移位不大,或位于肩锁关节以外,用三角巾或吊带悬吊患肢,避免做三角肌的抗阻力功能训练。如骨折块移位明显,或移位到肩峰下间隙,影响肩关节运动功能,则应早期手术切开复位内固定。手术取常规肩部切口,内固定可采用克氏针张力带钢丝,骨块较大时也可选用拉力螺钉内固定。如合并深层肩袖损伤,应同时行相应治疗。

(三)喙突骨折

对不稳定的 I 型骨折应行手术治疗。对单纯喙突骨折可以保守治疗。但如合并有肩锁分离、严重的骨折移位、臂丛受压、肩胛上神经麻痹等情况,则需考虑手术复位,松质骨螺钉固定治疗。

(四)肩胛颈骨折

对无移位或轻度移位的肩胛颈骨折,可采用非手术方法治疗。用三角巾制动患肢2~3周,4周后开始肩关节功能锻炼。

肩胛颈骨折在冠状面和横截面成角超过40°或移位超过1 cm时,需要手术治疗。根据骨折片的大小和骨折的类型,内固定物是在单纯的拉力螺钉和支撑接骨板之间选择。使用后入路,单个螺钉可从后方拧入盂下结节。骨折片很大时,应在后方使用1/3管状接骨板支撑固定,使带有关节面的骨片紧贴肩胛骨近端的外缘。接骨板与直径为3.5 mm的皮质骨拉力螺钉的结合使用,增加了固定的稳定程度。合并同侧锁骨骨折的肩胛颈骨折,即"漂浮肩"损伤,由于肩胛骨很不稳定,移位明显,应采用手术治疗。通常先复位固定锁骨,锁骨骨折复位固定后,肩胛颈骨折常常也可得到大致的复位,如肩胛骨稳定就不需切开内固定肩胛颈骨折。如锁骨复位固定后肩胛颈骨折仍不能有效复位,或仍不稳定,就需进一步手术治疗肩胛颈骨折。

(五)肩胛盂骨折

肩胛盂骨折只占肩胛骨骨折的10%,而其中有明显骨折移位者占肩盂骨折的10%。对大多数轻度移位的骨折可用三角巾或吊带保护,早期开始肩关节活动范围的练习。一般制动6周,去除吊带后,继续进行关节活动范围及逐步开始肌肉力量的锻炼。

1.Ⅰ型盂缘骨折

如骨折块面积占肩盂面积的25%(前方)或33%(后方),或移位>10 mm将会影响肱骨头的稳定并引起半脱位现象,应考虑手术切开解剖复位和内固定。目的在于重建骨性稳定,以防止慢性肩关节不稳。以松质骨螺钉或以皮质骨螺钉采用骨块间加压固定(图4-9)。如肩盂骨块粉碎,则应切除骨碎片,取髂骨植骨固定于缺损处。小片的撕脱骨折,一般是肱骨头脱位时由关节囊、唇撕脱所致。前脱位时发生在盂前缘,后脱位时见于盂后缘。肱骨头复位后,采用三角巾或吊带保护3~4周。

2.Ⅱ型骨折

如果出现台阶移位5 mm时,或骨块向下移位伴有肱骨头向下半脱位,应行手术复位固定。可采用后方入路复位盂下缘骨折块,以拉力螺钉向肩胛颈上方固定。也可采用易调整外形的重建钢板,置于颈的后方或肩胛体的外缘固定。

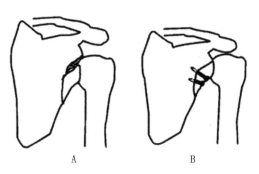

图 4-9　盂缘骨折松质骨螺钉内固定

A.盂缘骨折;B.松质骨螺钉内固定

3.Ⅲ～Ⅴ型骨折的手术指征

骨折块较大合并肱骨头半脱位,采用肩后方入路,复位盂下缘骨折块,以拉力螺钉向肩胛颈上方固定。也可采用易调整外形的重建钢板,置于肩胛颈的后方或肩胛体的外缘固定(图 4-10);关节面台阶≥5 mm,上方骨块向侧方移位或合并喙突、喙锁韧带、锁骨、肩锁关节、肩峰等所谓肩上部悬吊复合体(SSSC)损伤时,可采用后上方入路复位骨折块,采用拉力螺钉,将上方骨折块固定于肩胛颈下方主骨上。手术目的是防止肩关节的创伤性骨关节炎、慢性肩关节不稳定和骨不愈合。

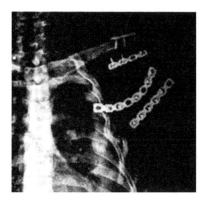

图 4-10　肩胛骨骨折合并肩锁关节脱位,切开部位重建钢板、锁骨钩钢板内固定术后

4.Ⅵ型骨折

Ⅵ型骨折较少见,也缺乏大宗病例或对照研究结果指导治疗。由于盂窝严重粉碎,不论骨块移位与否或有无肱骨头半脱位的表现,一般都不行切开复位。

可采用三角巾悬吊制动,或用外展支架制动,也可采用尺骨鹰嘴牵引,早期活动锻炼肩关节。如果肩上方悬吊复合体有严重损伤,可行手术复位、固定,如此可间接改善盂窝关节面的解剖关系。

5.肩胛盂骨折关节镜手术

修复骨性 Bankart 骨折,先经标准的后方入路施行诊断性关节镜。通常情况下,关节视野最初会被骨折血肿所阻挡。使用关节镜刨刀清除骨折血肿,最终可观察到骨折块。尽可能低地定位前方入路,使得经该入路到达下方肩胛盂具有最大可能性。然后建立前上外侧入路(ASL),该入路不仅是重要的观察入路,也是重要的操作入路。重要的是在所有 3 个关节内入路中都使用关节镜套管,可在各个入路之间便捷地转换关节镜和器械,以获得理想的视野和操作通道。然后确认所有的伴随病变。在发现 Bankart 骨折之后,便必须将其游离。精前方入路或前上外侧入口放入 15°关节镜下剥离器,将骨折块完全抬起并游离。在骨折块完全游离后,应去除所有的软组织,以求取得最大的骨性愈合。在取得充分游离后,用抓钳进行暂时性复位。然后用螺丝固定骨折块,随后评估固定的牢固性和复位情况。

(六)上肩部悬吊复合体损伤

上肩部悬吊复合体(SSSC)是在锁骨中段和肩胛体的外侧缘间组成的一个骨和软组织环,由肩盂、喙突、喙锁韧带、锁骨远端、肩锁关节和肩峰组成。SSSC的单处损伤,不会影响其完整性,骨折移位较小,只需保守治疗;两处损伤则会影响其完整性,可能会引起一处或两处明显移位,对骨折愈合不利,影响其功能。对这种骨折,只要有一处或两处存在不能接受的移位,就应行切开复位内固定。即使只固定一处,也有利于其他部位骨折的间接复位和稳定。

第五节　锁　骨　骨　折

锁骨骨折是临床常见的骨折之一,占全身骨折的 6% 左右,各种年龄均可发生,但青壮年及儿童多见。发病部位以中 1/3 处最多见。

一、病因、病机

(一)间接暴力

间接暴力是引起锁骨骨折最常见的暴力,如跌倒时,手掌、肘部或肩部触地,传导暴力冲击锁骨发生骨折,多为横断形或斜形骨折。骨折内侧因胸锁乳突肌的牵拉作用向后上移位,外侧因上肢的重力作用和胸大肌的牵拉作用向前下方移位(图 4-11)。

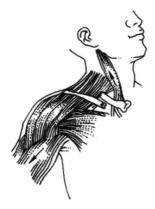

图 4-11　锁骨骨折移位

(二)直接暴力

暴力从前方或上方作用于锁骨,可发生锁骨的横断或粉碎性骨折,幼儿多为横断或青枝骨折。骨折移位严重时可伤及锁骨下方的臂丛神经,锁骨下动、静脉。

二、临床表现

锁骨全长均位于皮下,骨折后局部有肿胀和压痛,触诊可摸到移位的骨折端,可闻及骨擦音和触到异常活动,患肩下沉,并向前、内倾斜。患者常用健侧手掌托起患肢肘部,以减轻因上肢的重量牵引所引起的疼痛,同时头部向患侧偏斜,使胸锁乳突肌松弛而减轻疼痛。患肢活动功能障碍。幼儿因不能自述疼痛部位,畸形可不明显。但若不愿活动上肢,且于穿衣伸手入袖或上提患肢有啼哭等症状时,应仔细检查是否有锁骨骨折。锁骨骨折刺破皮肤或损伤臂丛神经及锁骨下血管者也较常见,且多为青枝骨折。

三、诊断与鉴别诊断

锁骨骨折的患者通过外伤史,临床的症状、体征及 X 线检查诊断并不困难。

锁骨外侧1/3骨折需与肩锁关节脱位相鉴别。骨折患者一般疼痛、肿胀更加明显,有骨折的特有症状、骨擦音和异常活动等。X线片可以明确诊断。

四、治疗

(一)儿童青枝骨折及成人无明显移位的骨折

儿童青枝骨折及成人无明显移位的骨折用三角巾或颈腕吊带悬吊2～3周即可痊愈。

(二)锁骨有移位骨折复位法

骨折端局部血肿内麻醉。患者坐在椅子上,两手叉腰挺胸。首先进行牵引。

(1)一助手立于患者背后,用两手反握两肩前下腋侧,两侧向外后上扳提,同时用一个膝部顶住患者背部胸椎棘突,使骨折远侧端在挺胸的作用及助手两手向后上扳提的作用下,使两骨折端被牵引拉开,两骨折端的轴线在一个直线上,多数可自行复位(图4-12)。

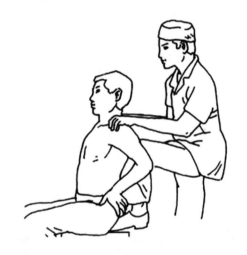

图4-12　锁骨骨折手法复位

(2)上述的牵引方法,向后上扳提的作用力较大,而向外的牵引力则较弱,常因远侧骨折端向外的牵引力不够,影响手法复位。因此,另一助手一手推顶伤侧胸壁,另一手向外牵拉伤肢上臂,协助第一助手缓缓将远侧骨折牵开,再行手法复位。

(3)手法复位:在助手牵引的情况下,术者立于患者面前,用两拇指及示指摸清并捏住两骨折端向前牵拉,即可使骨折复位,或用两拇指摸清两骨折端,并以一拇指及示指捏住近侧骨折端向前下侧牵拉,同时另一手拇指及示指捏住远侧骨折端向后上方推顶,也可使骨折端复位(图4-13)。

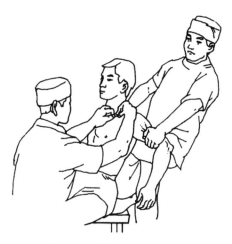

图 4-13　锁骨骨折手法复位

手法复位后,将向外的牵引力稍放松一些,使对位的两骨折端互相嵌紧,然后进行外固定。

(三)外固定方法

1."8"字形绷带固定

将棉垫或纸压垫放置于两骨折端的两侧,并用胶布固定;两侧腋窝放置棉垫,用绷带行"8"字形缠绕固定,绷带经患侧肩部腋下,绕过肩前上方,横过背部至对侧腋下,再绕过对侧肩前上方,经背部至患侧腋下,包绕 8～12 层,缠绕绷带时应使绷带的两侧腋部松紧合适,以免引起血管或神经受压(图 4-14)

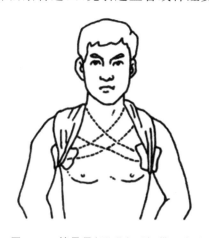

图 4-14　锁骨骨折"8"字形绷带固定法

2.双圈固定

用绷带缠绕棉花,制作好大小合适的绷带圈两只,于手法复位前套于两侧腋部,待骨折复位后,用棉垫或纸垫将两骨折端上下方垫压合适,并用胶布固定。从患者背侧拉紧此两布圈,在其上下各用一布带扎牢,维持两肩向外、向上后伸,另用一布带将两绷带圈于胸前侧扎牢,以免双圈滑脱(图 4-15)。

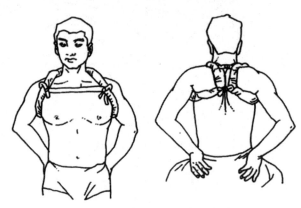

图 4-15　锁骨骨折双圈固定法

用以上两种固定方法固定后,如出现手及前臂麻木感或桡动脉搏动摸不清,表示固定过紧,有压迫血管或神经的情况,应立即给予固定适当放松,直至症状完全解除为止。

(四)手术治疗

手法治疗难获满意疗效者或多发性骨折等情况,可行手术治疗。

五、预防与调护

骨折整复固定后,平时应挺胸抬头,睡觉时应平卧位,肩胛骨间稍垫高,保持双肩后仰,以利于骨折复位。固定初期可做腕、肘关节的屈伸活动。中、后期逐渐做肩关节功能练习,尤其是肩关节的外展和内、外旋运动。肩部长时间固定,易出现肩关节功能受限,所以早期功能锻炼十分必要。

第六节　肱骨干骨折

一、解剖特点

自胸大肌附着处上缘至肱骨髁上为肱骨骨干。近端肱骨干横断面呈圆周形,远端在前后径上呈狭窄状。内、外侧肌间隔将上臂分成前间隔和后间隔。前间隔包括肱二头肌、喙肱肌和肱肌。肱动、静脉及正中神经、肌皮神经及尺神经沿肱二头肌内侧走行。后间隔包含肱三头肌和桡神经。桡神经穿过肱三头肌在后方骨干中段走行于桡神经沟内,在臂中下 1/3 处穿过外侧肌间隔至臂前侧,骨折移位时易受到损伤。

二、损伤机制

(一)直接暴力

直接暴力是造成肱骨干骨折的常见原因,如打击伤、机械挤压伤、火器伤等,可呈横断骨折、粉碎骨折或开放骨折。

(二)间接暴力

如摔倒时手或肘部着地,由于身体多伴有旋转或因附着肌肉的不对称收缩,发生斜形或螺旋形骨折。

(三)旋转暴力

旋转暴力以军事或体育训练的投掷骨折,以及掰手腕所引起的骨折最为典型,多发生于肱骨干的中下 1/3 处,主要由于肌肉突然收缩,引起肱骨轴向受力,导致螺旋形骨折。

由于肱骨干上的肌肉作用,骨折后常呈典型的畸形。当骨折线在胸大肌止点近端时,由于肩袖的作用,骨折近端呈外展和内旋畸形,远端由于胸大肌的作用向内侧移位;当骨折线位于胸大肌以远、三角肌止点以近时,骨折远端由于三角肌的牵拉向外侧移位,近端则由于胸大肌、背阔肌及大圆肌的牵拉作用向内侧移位;当骨折线位于三角肌止点以远时,骨折近端外展、屈曲,远端则向近端移位。

三、骨折的分类

同其他骨折的分类一样,肱骨干骨折可依据不同的分类因素构成多种分类方式。根据骨折是否与外环境相通,可分为开放和闭合骨折;因骨折部位不同,可分为三角肌止点以上及三角肌止点以下骨折;由于骨折程度不同,可分为完全骨折和不完全骨折;根据骨折线的方向和特性又可分为纵形、横形、斜形、螺旋形、多段和粉碎性骨折;根据骨的内在因素是否存在异常而分为正常和病理骨折等。

四、临床症状和体征

同其他骨折一样,肱骨干骨折后可出现疼痛、肿胀、局部压疼、畸形、反常活动及骨擦音等,骨科医师不应为证实骨折的存在而刻意检查骨擦音,以免增加伤者的痛苦和桡神经损伤。对于不完全或无移位的骨折,单凭临床体检很难判断,所以对可疑骨折的患者必须拍 X 线片。拍片范围包括肱骨的两端、肩关节和肘关节。对于高度怀疑有骨折的患者,即使在急诊拍片时未能发现骨折也不要轻易下无骨折的结论,可用石膏托暂时固定两周后再拍片复查,若有不全的裂纹骨折此时可因骨折线的吸收而显现出来。若骨折合并桡神经损伤,可出现垂腕、手部掌指关节不能伸直、拇指不能伸展和手背虎口区感觉减退或消失。肱骨干骨折的患者应当常规检查患肢远端血运的情况,包括对比两侧桡动脉搏动、甲床充盈、皮肤温度等,必要时可行血管造影,以确定有无肱动脉损伤。

五、治疗方法

近几十年来,骨折固定技术有了极大的提高,治疗手段远比过去丰富,在具体实施何种治疗方案时必须考虑如下因素:骨折的类型和水平、骨折的移位程度,患者的年龄、全身健康情况、与医师的配合能力、合并伤的情况,患者的职业及对治疗的要求等,此外经治医师还应考虑本身所具备的客观设备条件,掌握各种操作技术的水平、经验等。经过全面分析比较后再确定一最佳治疗方案。根本原则是有利于骨折尽早愈合,有利于患肢的功能恢复,尽可能减少并发症。

(一)闭合治疗

近几十年来的骨科著作中,均强调绝大多数的肱骨干骨折可经非手术治疗而痊愈,国外的文献报道中其成功的比例甚至可高达 94％以上。但在临床实际工作中能否达到如此高的比例仍值得商榷。此外,现代的就医人群已对骨科医师提出了更高的要求,即不仅要获得良好的最终治疗结果,而且希望治疗过程中尽量减少痛苦,在骨折愈合期间有相对高的生活质量,甚至仍能够从事一些工作。那种令患者在石膏加外展架上苦撑苦熬数个月,夜间无法平卧的传统治疗方式很难为多数患者所接受。依现代的治疗观点,闭合治疗的适应证应结合患者的具体情况认真审视后而定。

1.适应证

可供参考的适应证如下。

(1)移位不明显的简单骨折(AO 分类：A_1、A_2、A_3)。

(2)有移位的中、下 1/3 骨折(AO 分类：A_1、A_2、A_3 或 B_1、B_2)经手法整复可以达到功能复位标准的。

2.闭合治疗的复位标准

肱骨属非负重骨,轻度的畸形愈合可由肩胛骨代偿,其复位标准在四肢长骨中最低,其功能复位的标准如下：2 cm 以内的短缩,1/3 以内的侧方移位、20°以内的向前、30°以内的外翻成角及 15°以内的旋转畸形。

3.常用的闭合治疗方法

(1)悬垂石膏：应用悬垂石膏法治疗肱骨干骨折已有很长时间的历史,目前在国内外仍有相当多的骨科医师继续沿用此法。此法比较适合有移位并伴有短缩的骨折或者斜形、螺旋形的骨折。悬垂石膏应具有适当的重量,避免过重或过轻,其上缘至少应超过骨折断端 2.5 cm,下缘可达腕部,屈肘 90°,前臂中立位,在腕部有 3 个固定调整环。在石膏固定期间,前臂需始终维持下垂,以便提供一向下的牵引力。患者夜间不宜平卧,应采取坐睡或半卧位(这是使用悬垂石膏的不便之处)。吊带需可靠地固定在腕部石膏固定环上,向内成角畸形可通过将吊带移至掌侧调整,反之向外成角则通过背侧的固定环调整。后成角和前成角,可利用吊带的长短来调整,后成角时加长吊带,而前成角则缩短吊带。使用悬垂石膏治疗应经常复查拍 X 线片,开始时为1～2周,以后可改为 2～3周或更长的间隔时间。石膏固定期间应注意功能锻炼,如握拳、肩关节活动等,减少石膏固定引起的不良反应。对某些患者,如肥胖或女性,可在内侧加一衬垫,以免由于过多的皮下组织或乳房造成成角畸形。当骨折的短缩已经克服、骨折已达到纤维性连接时,可更换为 U 形石膏。

悬垂石膏曾成功地治愈过许多患者,但也不乏骨折不愈合或延迟愈合的例子。故治疗期间应注意密切观察,若固定超过 3 个月仍无骨折愈合迹象,已出现失用性骨质疏松时,应考虑改用其他方法,如切开复位内固定加自体植骨,不要一味地坚持下去,以避免最后因严重的失用性骨质疏松导致连内固定的条件都不具备,丧失有利的治疗时机,中老年患者更应注意这点。

(2)U 形或 O 形石膏：多用于稳定的中下 1/3 骨折复位后,或应用其他方法治疗肱骨干骨折后的继续固定手段。所谓 U 形即石膏绷带由腋窝处开始,向下绕过肘部,再向上至三头肌以上。若石膏绷带再延长一些,使两端在肩部重叠则成为 O 形石膏。U 形石膏有利于肩、腕和手部的关节功能锻炼(图 4-16),而 O 形石膏的固定稳定性更好一些。

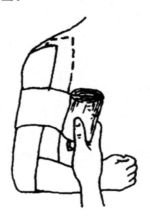

图 4-16 U 形石膏

(3)小夹板固定:对内外成角不大者,可采用二点直接加压方法(利用纸垫);对侧方移位较多,成角显著者,常可用三点纸垫挤压原理,以使骨折达到复位。不同水平的骨折需用不同类型的小夹板,如上 1/3 骨折用超肩关节小夹板,中 1/3 骨折用单纯上臂小夹板,而下 1/3 骨折需用超肘关节小夹板固定。其中尤以中 1/3 骨折的固定效果最为理想(图 4-17)。

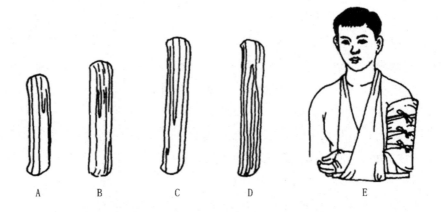

图 4-17 小夹板固定治疗肱骨干骨折
A.内侧小夹板;B.前侧小夹板;C.后侧小夹板;D.外侧小夹板;E.小夹板固定后的外形

利用小夹板治疗肱骨干骨折时,经治医师需密切随诊,观察病情的变化,根据肢体肿胀的程度随时调整夹板的松紧度,避免因固定不当而引起并发症,同时鼓励患者在固定期间积极锻炼患肢功能。

(4)其他治疗方法:采用肩人字石膏、外展架加牵引或鹰嘴骨牵引等治疗肱骨干骨,但多数情况下已经较少使用。

(二)手术治疗

如果能够正确掌握手术指征并配合高质量手术操作,绝大多数的肱骨干骨折可以正常愈合。同时可以减少因长期石膏或小夹板等外固定带来的邻近关节僵硬、肌肉萎缩和失用性骨质疏松等不利影响,甚至可在在固定期间从事某些非负重性工作,治疗期的生活质量相对较高。不利的方面是,所花费用较多,需二次手术取出内固定物,手术本身具有一定的风险等。

1.手术治疗的适应证

(1)绝对适应证:①保守治疗无法达到或维持功能复位的。②合并其他部位损伤,如同侧前臂骨折、肘关节骨折、肩关节骨折,伤肢需早期活动的。③多段骨折或粉碎性骨折(AO分型,B_3、C_1、C_2、C_3)。④骨折不愈合。⑤合并有肱动脉、桡神经损伤需行手术探查的。⑥合并有其他系统特殊疾病而无法坚持保守治疗的,如严重的帕金森病。⑦经过2～3个月保守治疗已出现骨折延迟愈合现象,开始有失用性骨质疏松的(如继续坚持保守治疗,严重的失用性骨质疏松可导致失去切开复位内固定治疗的机会)。⑧病理性骨折。

(2)相对适应证:①从事的职业对肢体外形有特殊要求,不接受功能复位而需要解剖复位的。②因工作或学习需要,不能坚持较长时间的石膏、夹板或支具牵引固定的。

2.手术治疗的方法

(1)拉力螺丝钉固定:单纯的拉力螺钉固定只能够用于长螺旋形骨折,而且术后常需要外固定保护一段时间,优点是骨折段软组织剥离较少,骨折断端的血运影响小,正确使用可缩短骨折愈合时间。

(2)接骨钢板固定:尽管带锁髓内钉的使用趋于增多,但现阶段接骨钢板仍在较广的范围内继续应用,是由于其操作简单,易于掌握,无需C形臂X线透视等较高档辅助设备。钢板应有足够长度,螺钉孔数目不得少于6孔,最好选用较宽的4.5 mm动力加压钢板(DCP或LC-DCP),远近骨折段至少各由3枚螺钉固定,以获得足够的固定强度。对于短斜形骨折尽量使用1枚跨越骨折线的拉力螺钉,而粉碎性骨折最好同时植入自体松质骨(图4-18)。AO推荐的手术入路是后侧切口(Henry,1966),将钢板置于肱骨干的后侧,而且在骨折愈合后不再取出。但国内多数骨科医师愿意采用上臂前外侧入路,将钢板放置在骨干的前外侧,在骨折愈合后取出内固定物也相对比较容易。

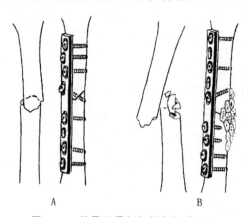

图 4-18　肱骨干骨折钢板螺钉内固定

A.横形骨折的固定方法;B.如为粉碎性骨折应Ⅰ期自体松质骨植骨

(3)带锁髓内针固定:随着带锁髓内针的普及,以往的 Rush 针或 V 形针、矩形针已较少使用。使用带锁髓内针的优点:软组织剥离少,术后可以适当负重,用于粉碎性骨折时其优点更为突出。由于是带锁髓内针,其尾端部分基本与肱骨大结节在同一平面,对肩关节功能影响不大(近期可能有一定影响)。使用时采用顺行或逆行穿针方法,与股骨或胫骨不同的是,其近端锁钉一般不穿过对侧皮质(避免损伤腋神经),而远端锁钉最好采用前后方向(避免损伤桡神经)(图 4-19)。

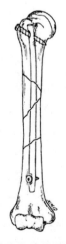

图 4-19　髓内针治疗肱骨干骨折(顺行穿针)

(4)外固定架固定:从严格意义上讲,外固定架固定是一种介于内固定和传统外固定之间的一种固定方式,其有创、有固定针进入组织内穿过两侧皮质,必要时可切开直视下复位。优点:创伤小,固定相对可靠,愈合周期比较短,不需二次手术取出内固定物,对邻近关节干扰小。缺点:针道可能发生感染,尽管其固定物已经比其他外固定方式轻便了许多,但仍有不便,用于中上1/3骨折时可能影响肩关节活动。肱骨干骨折多用单边固定方式,有多种比较成熟的外固定架可供选择,治疗成功的关键在于熟悉和正确使用,而不在于外固定架本身。

(5)Ender针固定:采用多根可屈件的髓内针——Ender针固定,现国内少数医院的医师仍在应用。利用不同方向插针和三点固定原理,可较好地控制骨折端的旋转、成角。操作比较简单,既可顺行也可逆行打入。术前需要准备比较齐全的规格、型号,包括不同长度和直径的Ender针。切忌强行打入,否则可造成骨质劈裂和髓内针穿出髓腔。

六、护理要点

(一)固定的患者护理

可平卧,要保持固定不移位,悬垂石膏固定患者取坐位或半卧位,以保证下垂牵引作用。内固定术后宜取半卧位,患肢下垫枕,减轻肿胀。伴有桡神经损伤者,注意观察神经恢复情况。石膏或夹板固定者,密切观察患肢血运。术后观察伤口渗血情况。

(二)功能锻炼

骨折1周内,做患侧上臂肌肉的主动舒缩活动,握拳、伸曲腕关节、小幅度的耸肩运动。伴桡神经损伤者,可被动进行手指的主动屈曲活动。2～3周后可做肩关节内收、外展活动。4周后可做肩部外展、外旋、内旋、后伸、手爬墙等运动以恢复患肢功能。

(三)健康指导

向患者解释肱骨干骨折复位后可遗留20°以内向前成角,30°以内向外成角,不影响功能。伴桡神经损伤者伸指伸腕功能障碍,要鼓励其坚持功能锻炼。嘱其分别在术后第1、3、6个月复查X线,伴桡神经损伤者,应定期复查肌电图。

第五章　髋部及大腿损伤的治疗

第一节　髋 臼 骨 折

一、概述

髋臼由3块骨骼组成:髂骨在上,耻骨在前下,坐骨在后下,至青春期以后3骨的体部才融合为髋臼。从临床诊治的角度出发,Judet和Letournel将髋臼视为包含于半盆前、后两个骨柱内的一个凹窝。前柱又称髂耻柱,由髂骨前半和耻骨组成,包括髋臼前唇、前壁和部分臼顶。后柱又称髂坐柱,由髂骨的坐骨切迹前下部分和坐骨组成,包括髋臼后唇、后壁和部分臼顶。

二、病因、病理

髋臼骨折多由间接暴力造成,因臀部肌肉丰富故直接暴力造成的骨折少见。由于遭受暴力时股骨的位置不同,股骨头撞击髋臼的部位即有所不同,因而造成不同类型的髋臼骨折。当髋关节屈曲、内收位时受力,常伤及后柱,并可发生髋关节后脱位;若在外展、外旋位时受力,可造成前柱骨折和前脱位;若暴力沿股骨颈方向传递,即可造成涉及前后柱的横形或粉碎骨折。严重移位的髋臼骨折,股骨头大部或全部突入骨盆壁内,出现股骨头中心脱位。传达暴力的髋臼骨折,髋臼的月状软骨面和股骨头软骨均有不同程度地损伤,重者股骨头亦可发生骨折。

三、诊断

(一)病史

确切的外伤史。

(二)体征

患侧臀部或大腿根部疼痛、肿胀及皮下青紫瘀斑,髋关节活动障碍。局部有压痛,有时可在伤处扪到骨折块或触及骨擦音。

(三)并发症

若合并有髋关节脱位,后脱位者在臀部可摸到脱出的股骨头,患肢呈黏膝状;前脱位者在大腿前侧可摸到脱出的股骨头,患肢呈不黏膝状;中心型脱位者,患肢呈短缩外展畸形。

(四)X 线或 CT 检查

为了正确评估髋臼骨折,检查时应摄不同体位的 X 线片,以便了解骨折的准确部位和移位情况。Letoumel对髋臼骨折在 Judet 3 个角度 X 线片上的表现进行分类。该方法包括摄患髋正位、髂骨斜位片(IOV)和闭孔斜位片(OOV),它们是诊断髋臼骨折和分类的依据。

正位片显示髂耻线为前柱内缘线,前柱骨折时此线中断;髂坐线为后柱的后外缘,后柱骨折时此线中断;后唇线为臼后壁的游离缘,后缘或后壁骨折时后唇线中断或缺如;前唇线为臼前壁的游离缘,前缘或前壁骨折时此线中断或缺如;臼顶和臼内壁的线状影表示其完整性,臼顶线中断为臼顶骨折,说明骨折累及负重区,臼底线中断为臼中心骨折泪滴线可用来判断髂坐线是否内移。为了显示前柱或后柱骨折,尚需摄骨盆 45°斜位片。①向患侧旋转 45°的髂骨斜位片:可清晰显示从坐骨切迹到坐骨结节的整个后柱,尤其是后柱的后外侧缘。因此,该片可以鉴别后柱和后壁骨折,如为后壁骨折,髂坐线尚完整,如为后柱骨折,则该线中断或错位。②向健侧旋转 45°的闭孔斜位片:能清楚地显示自耻骨联合到髂前下棘的整个前柱,特别是前内缘和前唇。应当指出的是,骨折错位不一定在每张 X 线片上显示,只要有一张 X 线片显示骨折则可明确诊断。髋关节正位、髂骨和闭孔位 X 线片虽可显示髋臼损伤的全貌,但有时难以显示复杂的情况。CT 可显示骨折线的位置、骨折块移位情况、髋臼骨折的范围、粉碎程度、股骨头和臼的弧线是否吻合及股骨头、骨盆环和骶骨损伤,因此对于髋臼骨折的诊断和分类,CT 是 X 线片的重要补充。特别是对平片难以确定骨折类型和拟切开复位内固定治疗者,及非手术治疗后髋臼与股骨头弧线呈非同心圆位置或髋关节不稳定者均应做 CT 检查。

四、治疗

髋臼骨折后关节软骨损伤,关节面凹凸不平,甚至失去弧度,使股骨头与髋臼不相吻合。势必影响髋关节的活动。长期磨损则出现骨关节炎,造成疼痛和功能障碍。因此,髋臼骨折的治疗原则与关节内骨折相同,即解剖复位、牢固固定和早期主动和被动活动。

(一)手法复位

手法复位适用于单纯的髋臼骨折。根据骨折的移位情况采取相应的复位手法。患者仰卧位,一助手双手按住骨盆,术者可将移位的骨折块向髋臼部位推挤,一面推挤,一面摇晃下肢使之复位,复位后采用皮牵引固定患肢 3～4 周。

(二)牵引疗法

牵引疗法适用于髋臼内壁骨折、骨折块较小的后壁骨折及髋关节中心性骨折脱位,或虽有骨折移位,但大部分髋臼尤其是臼顶完整且与股骨头吻合,以及中度双柱骨折头臼吻合者。方法:于股骨髁上或胫骨结节行患肢纵轴牵引,必要时(如严重粉碎,有移位和中心脱位的髋臼骨折,难以实现手术复位内固定者)在股骨大转子部加用侧方骨牵引,并使这两个方面牵引的合力与股骨颈方向一致。其纵轴牵引力量为7～15 kg,侧方牵引力量为 5～8 kg,1～2 天后摄 X 线片复查,酌情调整重量,并强调在维持牵引下早期活动髋关节。6～8 或 8～12 周后去牵引,扶双拐下地活动并逐渐负重,直至完全承重去拐行走。

(三)手术治疗

(1)对后壁骨折片＞3.5 cm×1.5 cm 并且与髋臼分离达 5～10 mm 者行切开复位螺丝钉内固定术。

(2)移位明显的髋臼前柱骨折,采用改良式 Smith-Peterson 切口或经髂腹股沟切口,显露髋臼前柱,骨折复位后用钢板或自动加压钢板内固定。

(3)对髋臼后柱和后唇骨折采用后切口。其骨折复位后用钢板或自动加压钢板内固定,其远端螺丝钉应旋入坐骨结节。如有移位骨折片,需行骨片间固定时,可用拉力螺钉内固定。

(四)功能锻炼

对髋臼骨折应在维持牵引下早期活动髋关节,不仅可防止关节内粘连,而且可产生关节内的研磨动作,使关节重新塑形。

第二节 股骨头骨折

股骨头骨折是指股骨头或其软骨失去完整性或连续性,多见于成人髋关节后脱位。儿童股骨头骨折罕有发生,可能与儿童股骨头的坚韧性有关。

一、诊断

(一)病史

股骨头骨折多同时伴髋关节后脱位发生,Pipkin 认为髋关节屈曲约 60°时,大腿和髋关节处于非自然的内收或外展位,强大暴力沿股骨干轴心向上传导,迫使股骨头向坚硬的髋臼后上方移位,股骨头滑至髋臼后上缘时,股骨头被切割导致股骨头骨折并髋关节后脱位。髋关节前脱位时罕有发生股骨头骨折。

(二)症状和体征

伤后患髋疼痛,主动活动丧失,被动活动时引起剧痛。患髋疼痛,呈屈曲、内收、内旋及缩短畸形;大转子向后上方移位,或于臀部触及隆起的股骨头;股骨颈骨折时下肢短缩,且有浮动感。髋关节主动屈、伸功能丧失,被动活动时髋部疼痛加重。髋关节正侧位 X 线片可证实诊断。

(三)辅助检查

X 线检查:显示髋关节脱位及骨折,股骨头脱离髋臼,或部分移位,或完全脱位。部分移位指髋臼内嵌塞股骨头骨折片,头-臼间距加大或股骨头上移。有时合并髋臼后缘、后壁、后壁后柱骨折,X 线片均可显示,需行 CT 检查以明确诊断。

二、分型

Pipkin 将 Thampson 和 Epstein 的髋关节后脱位第 5 型伴有股骨头骨折者,再分为 4 型,为 Pipkin 股骨头骨折分型。

(一)Ⅰ型

髋关节后脱位伴股骨头在圆韧带窝远侧的不全骨折。

(二)Ⅱ型

髋关节后脱位伴股骨头在圆韧带窝近侧的骨折。

（三）Ⅲ型

第Ⅰ或Ⅱ型骨折伴股骨颈骨折。

（四）Ⅳ型

第Ⅰ、Ⅱ或Ⅲ型骨折，伴髋臼骨折。

这种分型既考虑到股骨头骨折的特点，又照顾到髋脱位、髋臼骨折的伴发损伤，对诊断、治疗和预后是有重要意义的。

临床中最多的是 Pipkin Ⅰ型，其他各型依序减少，以Ⅳ型最少。

三、治疗

本类损伤应及时、准确地施行髋关节脱位复位术，对 Pipkin Ⅰ、Ⅱ型股骨头骨折先试行髋关节复位，如股骨头复位后，股骨头骨折片也达到解剖复位，则宜行非手术治疗。如股骨头虽然复位，而股骨头骨折片复位不满意，一块或多块骨片嵌塞于头-臼之间，则是手术切开复位的指征。无论采用何种治疗，切不可忽视患者其他部位的损伤，如颅脑、腹腔内脏和胸腔内脏损伤及其出血、感染。应待这些损伤稳定后，再考虑患髋的手术治疗。抢救休克同时进行复位是明智的选择。

（一）非手术治疗

闭合复位牵引法。

1.适应证

Pipkin Ⅰ型、Ⅱ型。应考虑如下条件：股骨头脱位整复后其中心应在髋臼内；与股骨头骨折片对合满意；股骨头骨片的形状；头-臼和骨片之间的复位稳定状况。

2.操作方法

同髋关节后脱位，如骨折片在髋臼内无旋转，股骨头复位后往往能和骨折片很好对合，再拍片后如已证实复位良好，则应采用胫骨结节部骨牵引，维持患肢外展 30°位置牵引 6 周，待骨折愈合后再负重行走。

（二）手术治疗

1.切开复位内固定或骨折片切除法

（1）适应证：年轻的患者，股骨头虽然复位，而股骨头骨折片复位不满意，一块或多块骨片嵌塞于头-臼之间。

（2）操作方法：手术多用前方或外侧切口，以利于骨折片的固定及切除。采用可吸收钉、螺丝钉、钢丝等内固定材料将骨折片固定,钉尾要深入软骨下,钢丝缝合后于大转子下固定或皮外固定,穿引容易,拆除简单。如骨折片甚小,不及股骨头周径 1/4 且不在负重区,可将骨折片切除。

2.关节成形、人工股骨头置换或人工全髋关节置换术

(1)适应证:Pipkin Ⅲ型、Ⅳ型,年老的患者,陈旧性病例,或髋关节本来就有病损,如骨性关节炎或其他软骨、软骨下骨疾病的患者,应依据骨折的类型和髋臼骨折范围和其移位等情况,选择关节成形术、人工股骨头置换或人工全髋关节置换。

(2)操作方法:同陈旧性髋关节脱位关节成形术及股骨颈骨折人工髋关节置换术。

(三)药物治疗

1.中药治疗

按"伤科三期"辨证用药。早期瘀肿,疼痛较剧,宜活血化瘀,消肿止痛,用桃红四物汤或加三七接骨丸;中期痛减肿消,宜通经活络,活血养血,用活血灵汤或舒筋活血汤;后期宜补肝肾,壮筋骨,用特制接骨丸。局部及远端肢体虚肿宜益气通络活血,用加味益气丸;肌肉消瘦、发硬,功能障碍者,宜养血通络利关节,用养血止痛丸。

2.西药治疗

如手术治疗,术前半小时预防性应用抗生素,术后一般应用 3 天,如合并其他内科疾病给予对症药物治疗。

(四)康复治疗

功能锻炼(主动、被动)包括以下两方面。

(1)复位固定后即行股四头肌舒缩及膝、踝关节的功能活动。

(2)2 周后扶双拐下床不负重活动,注意保持外展位。Pipkin Ⅲ型、Ⅳ型骨折可适当延缓下床活动时间。8 周后可扶双拐轻负重活动,半年后视病情扶单拐轻负重行走,1 年后弃拐进行功能锻炼,并注意定期复查。

股骨头骨折治疗的主要问题是防止骨折不愈合、股骨头缺血性坏死及创伤性骨关节炎,所以中后期的药物治疗、功能锻炼及定期复查尤为重要。一旦出现股骨头缺血性坏死征象,即应延缓负重及活动时间。

第三节　股骨颈骨折

股骨颈骨折是指由股骨头下至股骨颈基底部之间的骨折。多发生于老年人，此症临床治疗存在的主要问题是骨折不愈合及股骨头缺血性坏死。

一、诊断

(一)病史

股骨颈骨折多见于老年人，亦可见于儿童及青壮年，女性略多于男性。老年人因骨质疏松、股骨颈脆弱，即使轻微外伤（如平地滑倒，大转子部着地），或患肢突然扭转，都可引起骨折。青壮年骨折少见，若发生骨折必因遭受强大暴力（如车祸、高处跌下等），常合并他处骨折，甚至内脏损伤。

(二)症状和体征

伤后患髋疼痛，多不能站立或行走，移位型股骨颈骨折症状明显，髋部疼痛，活动受限，患髋内收，轻度屈曲，下肢外旋、短缩。大转子上移并有叩击痛，股三角区压痛，患肢功能障碍，拒触、动；叩跟试验(＋)，骨传导音减弱。

嵌插型骨折和疲劳骨折，临床症状不明显，患肢无畸形，有时患者尚可步行或骑车，易被认为软组织损伤而漏诊，如仔细检查可发现髋关节活动范围减少。对老年人伤后主诉髋部疼痛或膝部疼痛时，应详细检查并拍摄髋关节正侧位片，以排除骨折。

(三)特殊检查

内拉通线、布来安三角、舒美卡线等均为阳性，Kaplan 交点偏向健侧脐下。

(四)辅助检查

X 线检查可明确骨折部位、类型和移位情况。应注意的是某些线状无移位的骨折在伤后立即拍摄的 X 线片可能不显示骨折，2～3 周再次进行 X 线检查，因骨折部发生骨质吸收，如确有骨折则骨折线可清楚显示。因而临床怀疑骨折者，可申请 CT 检查或卧床休息两周后再拍片复查，以明确诊断。

二、分型

按骨折错位程度分为以下几型（Garden 分型）。

(一)Ⅰ型

不完全骨折。

(二)Ⅱ型

完全骨折,但无错位。

(三)Ⅲ型

骨折部分错位,股骨头向内旋转移位,颈干角变小。

(四)Ⅳ型

骨折完全错位,骨折端分离,近折端可产生旋转,远折端多向后上移位。

三、治疗

应按骨折的时间、类型、患者的年龄和全身情况等决定治疗方案。

(一)非手术治疗

(1)手法复位,经皮空心加压螺钉内固定术。①适应证:GardennⅡ、Ⅳ型骨折。②操作方法:新鲜移位型股骨颈骨折,可由两助手分别相向顺势拔伸牵引,然后内旋外展伤肢复位,或屈髋屈膝拔伸牵引,然后内旋外展伸直伤肢进行复位,或过度屈髋、屈膝、拔伸牵引内旋外展伸直伤肢复位。也可先行骨牵引快速复位,复位满意后按前述方法进行固定。

(2)皮肤牵引术:对合并有全身性疾病,不宜施行侵入方式治疗固定的股骨颈骨折,若无移位则可行皮肤牵引并穿"丁"字鞋保持下肢外展足部中立位牵引固定。

(3)较小儿童选用细克氏针固定骨折,较大儿童可用空心螺钉固定。

(二)手术治疗

1.空心加压螺钉经皮内固定

(1)适应证:GardenⅠ、Ⅱ型骨折。

(2)操作方法:新鲜无移位股骨颈骨折可在 G 形或 C 形臂 X 线机透视下直接行 2～3 枚空心螺钉内固定。先由助手牵引并扶持伤肢轻度外展内旋,常规皮肤消毒、铺巾、局麻,于股骨大转子下 1 cm 及 3 cm 处经皮作 2～3 个长约 1 cm 的切口,沿股骨颈方向钻入 2～3 枚导针经折端至股骨头内,正轴位透视见骨折无明显移位,导针位置良好,选择长短合适的 2～3 枚空心加压螺钉套入导针钻入股骨头至软骨面下 5 mm 处,退出导针,再次正轴位透视见骨折复位及空心加压螺钉位置良好,固定稳定,小切口缝1针,无菌包扎,将患肢置于外展中立位。1周后可下床不负重进行功能锻炼。

2.空心加压螺钉内固定

(1)适应证:闭合复位失败或复位不良的各种移位型骨折。

(2)操作方法:取髋外侧切口,显露骨折端使骨折达到解剖复位或轻微过度复位,空心加压螺钉内固定技术同上述。

3.滑移式钉板内固定

(1)适应证:股骨颈基底部骨折闭合复位失败者或股骨上端外侧皮质粉碎者。

(2)操作方法:取髋外侧切口,加压髋螺钉应沿股骨颈中轴线或偏下置入,侧方钢板螺钉应在3枚以上,为防止股骨颈骨折旋转畸形,可附加1枚螺钉通过股骨颈固定至股骨头内。

4.内固定并植骨术

(1)适应证:陈旧性股骨颈骨折不愈合,或兼有股骨头缺血性坏死但无明显变形者或青壮年股骨颈骨折移位明显者。

(2)操作方法:可先行股骨髁上牵引,待骨折端牵开后,行手法复位空心加压螺钉经皮内固定(亦可手术时再行复位内固定),再视病情行带旋髂深动脉蒂、缝匠肌蒂的髂骨瓣或带股方肌蒂骨瓣等转位移植术。

5.截骨术

(1)适应证:陈旧性股骨颈骨折不愈合或畸形愈合,可采用截骨术以改善功能。

(2)操作方法:股骨转子间内移截骨术(麦氏)、孟氏截骨术、股骨转子下外展截骨术、贝氏手术等。但必须严格掌握适应证,权衡考虑。

6.人工髋关节置换术

(1)适应证:主要适用于60岁以上的陈旧性股骨颈骨折不愈合,内固定失败或恶性肿瘤、骨折移位明显不能得到满意复位和稳定内固定者,有精神疾病或精神损伤者及股骨头缺血性坏死等均可行人工髋关节置换术。

(2)操作方法:全身麻醉或硬膜外阻滞麻醉。手术入路可采用髋部前外侧入路(S-P入路)、外侧入路、后外侧入路等,根据手术入路不同采用相应的体位。老年患者应时刻把保护生命放在第一位,要细心观察,防治合并症及并发症。

(三)药物治疗

1.中药治疗

按"伤科三期"辨证用药。早期瘀肿,疼痛较剧,宜活血化瘀,消肿止痛,用桃红四物汤加减;中期痛减肿消,宜通经活络,活血养血,用活血灵汤或舒筋活血汤;后期宜补肝肾,壮筋骨,用三七接骨丸。局部及远端肢体虚肿宜益气通络活血,用加味益气丸;肌肉消瘦、发硬、功能障碍者,宜养血通络利关节,用养血止痛丸。

2.西药治疗

如手术治疗,术前半小时预防性应用抗生素,术后一般应用 3 天。合并其他内科疾病应给予对症药物治疗。

(四)康复治疗

功能锻炼(主动、被动)主要包括以下三方面。

(1)复位固定后即行股四头肌舒缩及膝踝关节的功能活动。

(2)1 周后扶双拐下床不负重活动,注意保持外展位。Garden Ⅱ、Ⅳ 型骨折可适当延缓下床活动时间。8 周后可扶双拐轻负重活动,半年后视病情扶单拐轻负重行走,1 年后弃拐进行功能锻炼,并注意定期复查。

(3)股骨颈骨折治疗的主要问题是骨折不愈合及股骨头缺血性坏死,所以中、后期的药物治疗及定期复查尤为重要。要嘱咐患者不侧卧、不盘腿、不内收伤肢。一旦出现股骨头缺血性坏死的征象,即应延缓负重及活动时间。

第四节　股骨转子间骨折

股骨转子间骨折又称股骨粗隆间骨折,是指由股骨颈基底至小转子水平以上部位所发生的骨折。是老年人常见的损伤,约占全身骨折的 3.57%,患者年龄较股骨颈骨折患者高 5~6 岁,青少年极罕见。男多于女,约为 1.5:1。由于股骨转子部的结构主要是骨松质,周围有丰富的肌肉包绕,局部血运丰富,骨的营养较股骨头优越。解剖学上的有利因素为股骨转子间骨折的治疗创造了有利条件。因此,多可通过非手术治疗而获得骨性愈合,骨折不愈合及股骨头缺血性坏死很少发生,故其预后较股骨颈骨折为佳。临床上大多数患者可通过手术治疗获得良好的预后。但整复不良或负重过早常会造成畸形愈合,较常见的后遗症为髋内翻,还可出现下肢外旋、短缩畸形。另外长期卧床易出现压疮、泌尿系统感染、坠积性肺炎等并发症。

一、病因病理与分类

(一)病因病理损伤原因及机制

该骨折与股骨颈骨折相似,多发生于老年人,属关节囊外骨折。因该处骨质疏松,老年人内分泌失调,骨质脆弱,遭受轻微的外力(如下肢突然扭转、跌落)或转子部遭受直接暴力冲击,均可造成骨折,骨折多为粉碎性。

(二)骨折分类

根据骨折部位、骨折线的形状及方向将股骨转子间骨折分为顺转子间骨折、逆转子间骨折。

1.顺转子间骨折

骨折线自大转子顶点的上方或稍下方开始,斜向内下方走行,到达小转子上方或稍下方。骨折线走向大致与转子间线或转子间嵴平行。依暴力方向及程度,小转子可保持完整或成为游离骨片。由于向前成角和内翻应力的复合挤压,可使小转子成为游离骨片而并非髂腰肌收缩牵拉造成。即使小转子成为游离骨片,股骨上端内侧的骨支柱仍保持完整,支撑作用仍较好,移位一般不多,髋内翻不严重。远端则可因下肢重量及股部外旋肌作用而外旋。若暴力较大,骨质过于脆弱,可致骨折片粉碎。此时,小转子变成游离骨片,大转子及内侧支柱亦破碎,成为粉碎性。远端明显上升,髋内翻明显,患肢外旋。其中顺转子间骨折中Ⅰ型和Ⅱ型属稳定性骨折,其他为不稳定性骨折,易发生髋内翻畸形。此型约占转子间骨折的80%,

按 Evan 标准分为 4 型:①Ⅰ型,顺转子间骨折,无骨折移位,为稳定性骨折。②Ⅱ型,骨折线至小转子上缘,该处骨皮质可压陷或否,骨折移位呈内翻位。③ⅢA 型,小转子骨折变为游离骨片,转子间骨折移位,内翻畸形。ⅢB 型,转子间骨折加大转子骨折,成为单独骨块。④Ⅳ型,除转子间骨折外,大小转子各成为单独骨块,亦可为粉碎性骨折。

2.逆转子间骨折

骨折线自大转子下方,斜向内上方走行,到达小转子上方。骨折线的走向大致与转子间嵴或转子间线垂直,与转子间移位截骨术的方向基本相同。小转子可能成为游离骨片。骨折移位时,近端因外展肌和外旋肌群收缩而外展、外旋;

远端因内收肌、髂腰肌牵引而向内、向上移位。

根据骨折后的稳定程度 AO 的 Mtiller 分类法将转子间骨折分为 3 种类型：①A1 型。是简单的两部分骨折，内侧骨皮质仍有良好的支撑。②A2 型。粉碎性骨折，内侧和后方骨皮质在数个平面上破裂，但外侧骨皮质保持完好。③A3 型。外侧骨皮质也有破裂。

二、临床表现与诊断

患者多为老年人，青壮年少见，儿童更为罕见。有明确的外伤史，如突然扭转、跌倒臀部着地等。伤后髋部疼痛，拒绝活动患肢，患者不能站立和行走。局部可出现肿胀、皮下瘀斑。骨折移位明显者，下肢可出现短缩，髋关节短缩、内收、外旋畸形明显，检查可见患侧大转子上移。无移位骨折或嵌插骨折，虽然上述症状较轻，但大转子叩击和纵向叩击足跟部可引起髋部剧烈疼痛。一般说来，股骨转子间骨折和股骨颈骨折的受伤姿势、临床表现及全身并发症大致相同。因转子间骨折局部血运丰富，所以一般较股骨颈骨折肿胀明显，前者压痛点在大转子部位，愈合较容易而常遗留髋内翻畸形。后者压痛点在腹股沟韧带中点下方，囊内骨折愈合较难。髋关节正侧位 X 线片可以明确骨折类型和移位情况，并有助于与股骨颈骨折相鉴别及对骨折的治疗起着指导作用。

骨折后，常出现神色憔悴、面色苍白、倦怠懒言、胃纳呆诸症。津液亏损、气血虚弱者还可见舌质淡白，脉细弱诸候。中气不足，无水行舟，可出现大便秘结。长期卧床还可出现压疮、泌尿系统感染、结石、坠积性肺炎等并发症。老年患者感染发热，有时体温不一定很高，可仅出现低热，临床宜提高警惕。

三、治疗

股骨转子间骨折的治疗方法很多，效果不一。骨折的治疗目的是防止髋内翻畸形，降低死亡率。国外报道，转子间骨折的病死率在 10%～20%。常见的死亡原因有支气管肺炎、心力衰竭、脑血管意外及肺梗死等。具体选择何种治疗方法，应根据患者的年龄、骨折的时间、类型及全身情况决定，还要充分考虑患者及家属的意见，对日后功能的要求、经济承受能力、医疗条件和医师的手术技术和治疗经验等，进行综合分析后采取切实可行的治疗措施。在积极地进行骨折局部治疗的同时，还应注意防治患者伤前病变或治疗过程中可能发生的危及生命的并发症，如压疮、泌尿系统感染、坠积性肺炎等。争取做到既保证生命安全，又能使肢体的功能获得满意的恢复。

（一）非手术治疗

1.无移位股骨转子间骨折

此类骨折无需复位,可让患者卧床休息。在卧床期间,为了防止骨折移位,患肢要保持外展30°～40°,稍内旋或中立位固定,并避免外旋。为了防止外旋,患足可穿"丁"字鞋。也可用外展长木板固定(上至腋下7～8肋间,下至足底水平),附在伤肢外侧绷带包扎固定或用前后石膏托固定,保持患肢外展30°中立位。固定期间最好卧于带漏洞的木板床上,以便大小便时,不必移动患者;臀部垫气圈或泡沫海绵垫,保持床上清洁、干燥,以防骶尾部受压,形成压疮;如需要翻身时,应保持患肢体位,防止下肢旋转致骨折移位。应加强全身锻炼,进行深呼吸、叩击后背咳嗽排痰,以防坠积性肺炎的发生;同时应积极进行患肢股四头肌舒缩锻炼、踝关节和足趾屈伸活动,以防止肌肉萎缩和关节僵直的发生。骨折固定时间为8～12周。骨折固定6周后,可行X线片检查,观察骨生长情况,骨痂生长良好,可扶双拐保护下不负重下地行走;若骨已愈合,可解除固定;若未完全愈合,可继续固定3～5周,X线片检查至骨折坚固愈合。如果骨折无移位,并已连接,可扶拐下地活动,至于弃拐负重行走约需半年或更长时间。

2.牵引疗法

牵引疗法适用于所有类型的转子间骨折。由于病死率和髋内翻发生率较高,国外已很少采用,但在国内仍为常用的治疗方法。具体治疗应根据患者的骨折类型及全身情况,是否耐受长时间的牵引和卧床来决定。一般选用Russell牵引,可用股骨髁上穿针或胫骨结节穿针,肢体安置在托马架或勃朗架上。对不稳定骨折牵引时注意牵引重量要足够,约占体重的1/7,否则不足以克服髋内翻畸形;持续牵引过程中,髋内翻纠正后也不可减重太多,以防止髋内翻的再发;另外牵引应维持足够的时间,一般为8～12周,对不稳定者,可适当延长牵引时间。待骨痂良好生长,骨折处稳定后,练习膝关节功能,嘱患者离床,在外展夹板保护下扶双拐不负重行走,直到X线片显示骨折愈合,再开始患肢负重。骨折愈合坚实后去除牵引,才有可能防止髋内翻的再发。牵引期间应加强护理,防止发生肺炎及压疮等并发症。据报道,股骨转子间骨折牵引治疗,髋内翻发生率可达到40%～50%。

3.闭合穿针内固定

闭合穿针内固定适用于无移位或轻度移位的骨折。采用局部麻醉,在C形臂X线透视下,对移位骨折,先进行复位,于转子下2.5 cm处经皮以斯氏针打入股骨颈,针的顶端在股骨头软骨下0.5 cm处,一般用3枚或多枚固定针,最下面固定针需经过股骨矩,至股骨颈压力骨小梁中。固定针应呈等边三角形或菱形在骨内分布,使固定更坚强。固定完成后,针尾预弯埋于皮下。在 C 形臂 X 线透视下行髋关节轻微屈曲活动,观察断端有无活动。术后患肢足部穿"丁"字鞋,保持外展 30°中立位。术后患者卧床 3 天后可坐起,固定 8～12 周后,行 X 线片检查,若骨折愈合,可扶双拐不负重行走,练习膝关节功能。

近年来越来越多的人主张在条件许可的情况下,为了防止骨折再移位,避免长期卧床与牵引,早期使用经皮空心钉内固定。但也不能一概而论,应视具体情况而定,因内固定本身是一种创伤,且还需再次手术取出。

(二)切开复位内固定

手术治疗的目的是要达到骨折端坚固和稳定的固定。骨折的坚固内固定和患者的早期活动被认为是标准的治疗方法。所以治疗前首先应通过 X 线片来分析骨折的稳定情况,以及复位后能否恢复内侧和后侧皮质骨的完整性。同时应了解患者的骨骼情况,选择合适的内固定器械,达到稳定固定骨折的目的。转子间骨折常用的内固定物有两大类:带侧板的髋滑动加压钉和髓内固定系统。如 Jewett 钉、DHS 或 Richard 钉、Gamma 钉、Ender 钉、Kirintscher 钉等。

1.滑动加压髋螺钉内固定系统

滑动加压髋螺钉系统在 20 世纪 70 年代开始应用于一些转子间骨折的加压固定。此类装置由固定钉与一带柄的套筒两部分组成,固定钉可在套筒内滑动,以保持骨折端的紧密接触并得到良好稳定的固定。术后早期负重可使骨折端更紧密的嵌插,有利于骨折得以正常愈合。对稳定性骨折,解剖复位者,130°钉板;对不稳定性骨折,外翻复位者,用 150°钉板。常用的有带侧板的髋滑动加压钉固定。在 Richard 加压髋螺钉操作时,应首先选择进针点于转子下 2 cm 处,一般在小转子尖水平进入,于股骨外侧皮质中线放置合适的角度固定导向器,打入 3.2 mm 螺纹导针至股骨头下 0.5～1 cm 内,C 形臂 X 线正侧位透视检查,确认导针位于股骨颈中心且平行于股骨颈与软骨下骨的交叉点上。测量螺丝钉长度后,沿导针方向行股骨扩孔、攻丝,拧入拉力螺丝钉,将远端的套筒钢板插入滑动加压螺钉钉尾,然后以螺钉固定远端钢板。固定完毕后行髋关节屈伸、旋转活动,检查固定牢固,逐层缝合切口。术后患者卧床 3 天后可坐起,2 周后可在床上或扶拐不负重行膝关节功能练习。固定 8～12 周后,行 X 线片检查,若骨折愈合良好,可除拐负重行走,进行髋、膝关节功能锻炼。

2.髓内针固定系统

髓内针固定在理论上讲与切开复位比较有以下优点:手术操作范围小,骨折端无需暴露,手术时间短,出血量少。目前有两种髓内针固定系统用于转子间骨折的固定,即髁-头针和头-髓针。

(1)头-髓针固定:包括 Gamma 钉、髋髓内钉、Russell-Taylor 重建钉等。Gamma 钉即带锁髓内钉。在股骨颈处斜穿 1 枚粗螺纹钉,并带有滑动槽。该钉从生物力学角度出发,穿过髓腔与侧钢板不同,它的力臂较侧钢板短,因此在转子内侧能承受较大的应力,以达到早期复位的目的。术中应显露骨折部和大转子顶点的梨状肌窝,以开口器在梨状肌窝开孔并扩大髓腔,将髓内棒插入股骨髓腔,在股骨外侧骨皮质钻孔,以髓内棒颈螺钉固定至股骨头下,使骨折断端加压,然后固定远端螺钉,其远端横穿螺钉,能较好地防止旋转移位。适用于逆转子间骨折或转子下骨折。

(2)髁-头针固定:如 Kirintscher 钉、Ender 钉和 Harris 钉。Ender 钉的髓内固定方法,20 世纪70 年代在美国广泛应用。Ender 钉即多根细髓内钉。该钉具有一定的弹性和弧度,自内收肌结节上方进入,在C 形臂 X 线透视检查下,将钉送入股骨头关节软骨下 0.5 cm 处,通过旋转改变钉的位置,使各钉在股骨头内分散,由于钉在股骨头颈部的走行方向与抗张力骨小梁一致,从而抵消了造成内翻的应力,3～5 枚钉在股骨头内分散,有利于控制旋转。原则上,除非髓腔特别窄,转子间骨折患者应打入 3～4 枚 Ender 钉;对于不稳定的转子间骨折且髓腔特别宽大时,可打入 4～5 枚使之尽可能充满髓腔。其优点:①手术时间短,创伤小,出血量少;②患者术后几天内可恢复行走状态;③骨折部位和进针点感染机会少;④迟缓愈合和不愈合少。主要缺点:控制旋转不绝对可靠,膝部针尾外露过长或向外滑动,可引起疼痛和活动受限。

3.加压螺丝钉内固定

加压螺丝钉内固定适用于顺转子间移位骨折。在临床应用中往往需采用长松质骨螺钉固定,以控制断端的旋转。术后患肢必须行长腿石膏固定,保持外展30°中立位,以防止骨折移位,造成髋关节内翻。待骨折完全愈合后,才可负重进行功能锻炼。固定期间应行股四头肌舒缩锻炼,防止肌肉萎缩,有利于关节功能恢复。现此种方法在临床上已很少应用。

4.人工关节置换

股骨转子间骨折的人工关节置换在临床上并未广泛应用。术前根据检查的结果对患者心、脑、肺、肝、肾等重要器官的功能进行评估,做好疾病的宣教,向患者和家属说明疾病治疗方法的选择、手术的目的、必要性、大致过程及预后情况,对高危人群应说明有多种并发症出现的可能及其后果,伤前病变术前治疗的必要性和重要性,使患者主动地配合治疗。在老年不稳性转子间骨折,同时存在骨质疏松时,可考虑行人工关节置换。但对运动要求不高且预计寿命不长的老年患者,这一手术没有必要。而对转子间骨折不愈合或固定失败的患者是一种有效的方法。学者在严格选择适应证的情况下,对部分股骨转子间骨折患者行骨水泥人工股骨头置换术,取得了良好的效果,使老年患者更早、更快地恢复行走功能,减少了并发症的发生。

(三)围术期的处理

股骨转子间骨折与股骨颈骨折都多见于老年人,且年龄更大。治疗方法多以手术为主,做好围术期的处理,积极治疗伤前病变,提高手术的安全性,注重术后处理以减少并发症,在本病的治疗中占有十分重要的位置。

四、并发症

(一)压疮

股骨转子间骨折的患者往往需要长时间卧床,若护理不周,可在骨骼突出部位发生压疮。这是由于局部受压,组织因血液供应障碍,导致坏死,形成溃疡,经久不愈,有时还能发生感染,引起败血症。对此,应加强护理,以预防为主。对压疮好发部位,如骶尾部、踝部、跟骨、腓骨头等骨突部位应保持清洁、干燥,定时翻身,进行局部按摩,并注意在骨突出部加放棉垫、气圈之类。对已发生的压疮,除了按时换药、清除脓液和坏死组织外,还应给予全身抗生素治疗及支持疗法或投以清热解毒、托毒生肌中药。

(二)坠积性肺炎

坠积性肺炎是老年患者长期卧床或牵引、石膏固定常见的并发症。由于长期卧床,肺功能减弱,痰涎积聚,咳痰困难,易引起呼吸道感染,有的因之危及生命。对此,对长期卧床的患者,应鼓励其多做深呼吸及咳嗽排痰,并在不影响患肢的固定下加强患肢的功能活动,以便及早离床活动。

(三)髋内翻

髋内翻多因股骨转子间骨折复位不良,内侧皮质对位欠佳或未嵌插,内固定不牢所致。髋内翻发生后患者行走呈跛行步态,双侧者呈鸭行步态,类似双侧髋关节脱位。查体可见患者肢体短缩,大转子突出,外展、内旋明显受限。单侧Allis征阳性,Trendelenburg征阳性。X线表现:骨盆正位片可见患侧股骨颈干角变小,股骨大转子升高,其多由于肌肉的牵引及重力压迫所致。

治疗上保守治疗效果不佳。对轻的髋内翻,不影响行动者可不处理,<120°的内翻,早期发现应做牵引矫正,年轻者应行手术矫正。根据股骨近端的正侧位X线平片,计算各个矫正角度,来制订术前计划,外翻截骨应恢复生物力学平衡,但在另一方面,要根据髋关节现有功能,限定矫正的度数,以免发生外展挛缩。手术方法有许多,常用的有两种:转子间或转子下截骨术。关节囊外股骨转子间截骨:术前在侧位X线片上测量患侧股骨头骨骺线与股骨干轴线形成的头—干角,并与正常侧对照,在蛙式位上测量股骨头—干角,确定其后倾角度,也与正常侧比较。两者之差可作为术中楔形截骨块的大小值。术中用片状接骨板或螺丝接骨板内固定,术后可扶拐部分负重6~8周,然后允许完全负重。转子间或转子下截骨:在股骨干及关节囊以外进行。不仅可间接矫正颈之畸形,而且不影响股骨头的血液供应。通过手术将股骨头同心性地位于髋臼内,恢复股骨头对骨干轴线的功能位置。中度及重度滑脱时,股骨头在臼内后倾及向内倾斜,引起内旋、内收、外旋及过伸畸形。为同时矫正这种3种成分的畸形,可用三维截骨术,即远段外展、内收及屈曲,通常需要切除楔形小骨块,构成三维截骨的两个角性成分,再矫正旋转的角度,矫正后用钉板固定。切除的骨块咬成碎块充填于截骨区周围有助于新骨形成。从生物力学观点,它可有足够强度内固定,可减少术后固定,但术后最好仍用石膏固定,直至愈合。不论用什么方法,畸形可能复发,故要经常随访复查。

第五节　股骨干骨折

股骨干是指股骨小转子下2~5 cm到股骨髁上2~4 cm之间的部分。股骨干骨折约占全身骨折的6%。男多于女,约为2.8∶1,患者以10岁以下儿童最多,约占股骨干骨折的50%。随着近年来交通事故的增多,股骨干骨折的发病比例呈上升趋势,男多于女。骨折往往复杂,且合并伤较多,给治疗增加了很大的难度。

一、病因病理与分类

股骨干骨折多见于儿童和青壮年。以股骨干中部骨折较多发。直接暴力和间接暴力均可造成骨折。碰撞、挤压、打击等直接暴力所致者,多为横形、粉碎性骨折。而扭转、摔倒、杠杆作用等间接暴力所致者,多为斜形、螺旋形骨折。除青枝骨折外,股骨干骨折均为不稳定性骨折。

(一)骨折的典型移位

骨折发生后受暴力作用、肌肉收缩和下肢重力作用,不同部位可发生不同方向的移位趋势,见图 5-1。

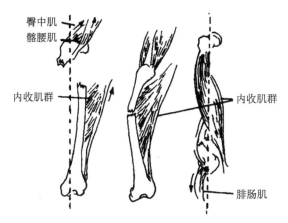

图 5-1 股骨干骨折的典型移位示意图

(1)上 1/3 骨折:近端受髂腰肌和臀中、小肌及外旋肌的牵拉而产生屈曲、外展及外旋倾向,远端则因内收肌群的作用而产生向后、上、内移位。

(2)中 1/3 骨折:除重叠外,移位规律不典型,多数骨折近折端呈外展、屈曲倾向,远折端因内收肌的作用,下方向内上方移位,使两骨折端向前外成角。

(3)下 1/3 骨折:由于膝后方关节囊及腓肠肌的牵拉,将远端拉向后方,其锐利的骨折端可刺伤腘动、静脉,而骨折近端内收向前移位。

(二)根据骨折线的形状

(1)横形骨折:骨折线为横形,大多由直接暴力造成。

(2)斜形骨折:骨折线为斜形,大多由间接暴力造成。

(3)螺旋形骨折:骨折线为螺旋形,多由强大的旋转暴力造成。

(4)粉碎性骨折:骨折片在 3 块以上,多由直接暴力造成。

(5)青枝骨折:因骨膜厚,骨质韧性较大,断端一侧皮质未完全断裂。多见于小儿。

造成股骨干骨折常需较强大的暴力,骨折后断端移位明显,软组织损伤严重。临床上应注意,成人股骨干骨折内出血 500～1 000 mL,出血较多,加上创伤后剧烈疼痛刺激,特别是多发性骨折、多段骨折,更易早期出现休克;有挤压伤者,应注意是否有挤压综合征的发生。下 1/3 骨折时,注意检查是否有腘动、静脉损伤,应密切观察病情,以免贻误治疗。

二、临床表现与诊断

股骨干骨折多有明确的外伤史,如车祸、高处坠落、重物直接打击等。伤后局部疼痛、肿胀明显,可出现短缩、成角畸形,患肢功能活动完全丧失,可触及骨擦感和异常活动,但儿童青枝骨折除外。下 1/3 骨折时,应注意足背动脉及胫后动脉搏动情况,如出现动脉搏动减弱或消失,外周循环障碍,后方血肿形成,应疑为腘动、静脉损伤,应急诊手术探查。严重挤压伤、粉碎性骨折或多发性骨折患者,应注意挤压综合征和脂肪栓塞的发生。轻微外力造成的骨折,应考虑到病理性骨折。

X 线片检查可以明确骨折部位及移位情况。上 1/3 骨折时,X 线检查应包括髋关节;下 1/3 骨折时,X 线检查应包括膝关节。怀疑髋关节脱位患者,应加拍髋关节正位及侧位 X 线片,以明确诊断。

三、治疗

(一)急救处理

股骨干骨折的治疗,应开始于急救处理阶段。一般患者完全丧失站立或行走能力,由于下肢长而重,杠杆作用大,不适当的搬运可引起更多的软组织损伤。因此,合理地就地固定患肢,是非常重要的。患者如无休克、颅脑损伤或胸、腹部损伤时,应先给予止痛剂,禁止在现场做不必要的检查。最简单的方法是将患肢与健肢用布条或绷带绑在一起,如有合适的木板,可在患肢的内外侧各放一块,内抵会阴部,外超骨盆平面,布条或绷带绑住固定,固定时下肢应略加牵引,这样可以部分复位并减轻疼痛。

(二)非手术治疗

1.新鲜儿童股骨干骨折的治疗

儿童股骨干骨折由于愈合快,自行塑形能力强,有些移位、成角均可自行矫正。采用牵引和外固定治疗,不易引起关节僵硬,故多采用保守治疗。儿童股骨干骨折的另一重要特点是,常因骨折的刺激引起肢体过度生长,其可能的原因是在骨折后临近骨骺的侧支血液供给增多。至伤后 2 年,骨折线愈合,骨痂重新吸收,血管刺激停止,生长即恢复正常。

根据以上儿童股骨干骨折的特点,骨折在维持对线的情况下,短缩不超过2 cm,无旋转畸形,均被认为达到功能复位要求。尽量不采用手术治疗。

(1)青枝骨折和无移位的稳定性骨折,无需整复,以小夹板固定即可。对移位较多或轻度成角畸形者,可采用手法复位,矫正畸形,并行小夹板固定。对无移位或移位较少的新生儿产伤骨折,将患肢用小夹板或圆形纸板固定2～3周。

(2)3岁以下儿童可采用 Bryant 牵引,亦称过头牵引,这是一种传统的治疗方法,利用皮肤牵引达到治疗效果。选用合适长度的胶布粘贴,自骨折水平面或以上1 cm处开始,下到足底1 cm左右的扩张板上,用绳索连接后,再通过两滑轮,加上牵引所需重量。下肢突起部位如腓骨头、内外踝部应加垫,以避免局部压迫,引起溃破、疼痛和神经麻痹,最后用绷带适度的缠绕下肢,以防胶布滑脱。牵引重量以双下肢同时牵引时,患儿臀部悬空,距离床面1～2 cm为度。患儿大腿可行夹板固定。为防止骨折向外成角,可使患儿面向健侧躺卧。牵引期间应定期拍X线片,观察骨折对位情况,密切观察患肢血运及活动。牵引3～4周后,根据 X 线片显示骨愈合情况,去掉牵引。儿童股骨横断骨折,常不能完全牵开而呈重叠愈合。虽然开始患肢短缩,但因骨折愈合期,血运活跃,患骨生长加快,约1年双下肢可等长。

(3)3～14岁儿童移位骨折,可在水平牵引下施以手法复位、小夹板固定;骨牵引可行胫骨结节或股骨髁上牵引;皮牵引用胶布贴于患肢内、外两侧,再用螺旋绷带包住,患肢放于垫枕上,牵引重量为2～3 kg,如骨折断端重叠未能牵开,可行2层螺旋绷带中间夹1层胶布的缠包方法,再加大牵引重量。在皮肤或骨牵引完成后,患儿仰卧,一助手固定骨盆,另一助手使伤侧髋半屈曲位拔伸牵引,术者双手用端、挤、提、按手法进行整复,然后行小夹板固定。注意调整牵引针方向、重量及肢体位置以防成角畸形;小夹板固定也应注意松紧适度,并应随时进行调整。4～6周行 X 线片复查,观察骨折愈合情况。如愈合良好,可去牵引,行功能锻炼。

2.成人股骨干骨折的治疗

无移位的稳定骨折,无需整复,只要固定即可。有移位的骨折,可根据受伤部位不同而行股骨髁上或胫骨结节骨牵引,并行手法复位夹板固定。对股骨上及中 1/3 骨折,可选用胫骨结节牵引;下 1/3 骨折,可选用胫骨结节或股骨髁上牵引。股骨中段骨折时,患肢伸直位牵引;股骨下段骨折时,患膝屈曲 $90°$ 牵引。牵引过程中,应注意膝关节活动及控制远端旋转;经常测量下肢长度及骨折的轴线;复位中,要求无重叠,无成角,侧方移位不大于 1/2 直径,无旋转错位。手法复位前先行穿针,后整复骨折。股骨上段骨折,需一助手固定骨盆,另一助手一手握踝,一肘挎腘窝,膝关节屈曲90°,髋关节半屈曲位向上提拉,并使股骨远端外旋;术者根据不同部位骨折的移位情况,采用推、按、扳、提手法,纠正骨折的旋转、成角及侧方移位,然后固定。治疗期间,第2天即开始练习股四头肌收缩及踝关节活动,第2周开始练习抬臀,第3周两手提吊环,健足踩在床上,收腹,抬臀,使大、小腿成一直线,加大髋膝活动范围。从第4周开始可扶床架练习站立。X线片检查示骨折临床愈合,可去除牵引后逐渐扶拐行走,直至X线片检查骨折愈合为止。

(三)切开复位内固定

成人股骨干骨折后,由于肌肉的牵拉,往往移位严重,保守治疗难以达到满意的效果,因此需采用手术切开复位内固定,以恢复正常的解剖关系。切开复位内固定的适应证:用手法或牵引不能达到整复要求的骨折;严重开放性骨折,受伤时间短,尚未出现感染迹象者;合并神经血管损伤的骨折;多发性骨折。常用的内固定有钢板螺丝钉内固定和髓内针固定。自20世纪60年代以来,瑞士AO学组的外科医师对所有的股骨干骨折采用髓内固定或钢板螺丝钉内固定。

AO加压钢板内固定的基本原则:①无创技术,保存骨折端血运,内固定放于骨膜外,慎重保留软组织;②解剖复位;③张力侧钢板固定。AO学者利用特制的内固定器材,使骨折断端间产生加压作用,使骨折获得一期愈合,早期功能活动,恢复肢体正常功能。但加压钢板内固定易发生一定的并发症,常见的有钢板疲劳断裂、钢板下骨质萎缩、感染。髓内针内固定早在20世纪40年代就由Knntscher介绍闭合髓内钉技术。第二次世界大战以后,由于开放式髓内钉固定的出现和广泛应用,对于无并发症的青年髓腔最狭窄非粉碎性骨折,髓内钉成为股骨干骨折的最终治疗方法。随着手术技术的完善,特别是影像的应用,髓内钉固定技术得到更好地临床应用。

1.切开复位加压钢板螺丝钉内固定

AO方法自20世纪60年代起逐渐普及,可分为加压器钢板和自身加压钢板两种。主要适用于股骨干上、中、下1/3横形骨折、短斜形骨折。手术在侧位进行,大腿后外侧切口,在外侧肌间隔前显露股骨干外侧面,推开骨膜后,钢板上在股骨干外侧。股骨干骨折内固定选择后外侧切口的优点是,由前肌群与后肌群之间隙进入,不损伤肌肉,内固定物置于股骨外侧,可避免膝上方前面股四头肌与股骨之间的滑动机构发生粘连。术后患者卧位2～3周,逐渐扶拐下地,练习下肢关节活动,待骨折愈合后,方能完全离拐行走。

2.切开复位梅花形髓内针内固定

适应证:①股骨干上、中 1/3 横形及短斜形,蝶形骨折或陈旧粉碎骨折;②股骨多段骨折;③股骨中上、上 1/3 陈旧骨折、延迟愈合或不愈合;④股骨上中 1/3 骨折,并发大腿神经、血管损伤,需修复者;⑤多发骨折(包括股骨骨折)或多发伤,如胸或腹部广泛烧伤需经常变换体位,不能应用牵引者。长斜形及螺旋形骨折应视为相对禁忌证。

髓内针的选择:测量健肢股骨大转子尖至髌骨上缘,为其长度。在标准 X 线片中,测髓腔最狭窄部位的横径,减去 10%,即为所用髓针的粗细(直径),或在术前把选好的髓内针用胶布贴在大腿外侧,进行 X 线摄片(股骨全长)。髓针的长度粗细与髓腔进行对照,髓内针的长度应自股骨髁间窝上 1 cm,至股骨大转子上 2 cm,其粗细以能通过髓腔最狭窄部位为准。手术方法可采用逆行髓内穿针法和顺行髓内穿针法。如为陈旧骨折,把植骨材料如碎骨条放在骨折端的周围。近年来梅花形髓内针由于在固定中的强度欠佳,抗旋转力较差,临床上已较少使用。

3.闭合髓内针内固定

适应证:①股骨上及中 1/3 的横形、短斜形骨折,有蝶形骨片或轻度粉碎性骨折;②多发骨折。术前先行骨牵引,重量为体重的 1/6,以维持股骨的长度,根据患者全身情况,在伤后 3～10 天手术。髓内针长度及粗细的选择同行逆行髓内针者。患者体位分为侧卧位及平卧位两种。侧卧位:患者健侧卧于骨折牵引台上,健肢伸直位,固定在足架上,患肢髋屈曲 80°～90°,内收20°～30°中立位。对双下肢进行牵引,直到骨折端分离,在 X 线电视引导下进行复位。平卧位:患者平卧于骨折手术台上,两腿分开,插入会阴棒,阻挡会阴。躯干略向健侧倾斜,患肢内收20°～30°中立位,固定于足架上。这样可使大转子充分暴露,尽量向患侧突出。健肢外展、下垂或屈曲位,以不影响使用 C 形臂 X 线机透视患肢侧位为准。对患肢施以牵引,直到骨折断端分离,在透视下使骨折复位或至少在同一平面上得到复位。术后一般不需外固定,48～72 小时除去引流。术后 7～10 天,可逐步扶拐下地活动。此法创伤较小、膝关节功能恢复较快、不必输血,是值得选用的。但是,需要 C 形臂 X 线电视设备。骨折 2 周以上影响复位者,不宜选用此法。

4.带锁髓内针内固定

带锁髓内针内固定适用于股骨干上、中、下段横形、斜形或粉碎性骨折。现临床上应用较多。其优点在于通过远近端栓钉有效控制旋转,克服了髓内针旋转控制不好的情况,扩大了应用范围。全程应在 C 形臂 X 线透视下进行。闭合带锁髓内针手术操作时应利用骨折复位床,将骨折复位;开放带锁髓内针在髓内针内固定的基础上,进行近端和远端栓钉固定。术中应扩大髓腔,根据骨折情况,可行动力固定或静力固定。

四、并发症

(一)骨折畸形愈合

最常见的畸形愈合是成角畸形,其次为短缩畸形及旋转畸形。有时以上 3 种畸形中的二者可同时存在。成角畸形多因牵引重量不足,石膏固定不当或下地负重太早,使股骨干骨折发生成角畸形。在股骨干上 1/3 骨折,易发生向外或向前外成角畸形;中 1/3 骨折,可发生向外或向前成角畸形;下 1/3 骨折,多发生向外或向后成角畸形。短缩畸形主要由于牵引重量不足,未能将骨折重叠牵开所致,或者是并发伤较多,忽略治疗所致。旋转畸形忽略治疗者,远骨折端随肢体重量处于外旋位,并在外旋畸形位愈合。不是所有的畸形愈合都需要外科治疗,在儿童,轻度短缩可自行矫正,在成人轻度短缩则可以通过垫高鞋跟来补偿,但短缩 2.5 cm 以上则导致明显跛行及骨盆倾斜,对年轻人应考虑矫正。不论儿童或成人,对旋转畸形均无自行矫正能力,应予矫形。股骨干的成角畸形,成人>15°,儿童>30°,即应采取截骨矫正术。

术前应做好充分的准备:①因膝关节长时间固定而活动障碍,术前应锻炼屈膝至 90°;②成角畸形并缩短的患者,常发生股内收肌挛缩,可妨碍短缩的矫正,故术前应做短期牵引;③为使截骨后顺利愈合,应准备植骨。

手术一般在硬膜外麻醉下进行,对有内收肌挛缩者,可先切断股内收肌起点,选用股骨外后侧切口,外侧肌间隔前显露。手术包括截骨矫形、内固定及植骨 3 个部分:①截骨,一般于成角畸形处截骨,以气或电锯或骨刀截骨,横断截骨易于操作,如做成台阶状则更有利于愈合并防止旋转,有重叠或旋转畸形者同时矫正;②内固定,对股骨上、中 1/3 骨折畸形愈合,截骨后选用逆行髓内针固定,畸形愈合处骨髓腔多闭塞,予以通开并扩大以接纳较粗的梅花髓内针,对下 1/3 骨折可选用角翼接骨板、梯形接骨板或加压钢板固定,置于骨干外侧;③植骨,取同侧髂骨碎骨条植于截骨处周围,置负压引流缝合切口,术后 48 小时拔除引流管。拆线后练习膝关节功能,骨折愈合前不能负重活动。

(二)骨不连接

病因:过度牵引;开放骨折于清创时取出碎骨片较多并感染;内固定与外固

定不足;过早活动等。后者约占全部病例的一半。股骨干骨折后骨不连接常伴有成角畸形、肢体短缩畸形及膝关节活动障碍。对股骨干骨不连接的治疗原则是矫正畸形,牢固固定及植骨促使愈合,同时应注意恢复膝关节活动。

术前应做好充分的准备:有成角畸形及短缩者,行患肢股骨髁上牵引1~2周。对中上1/3骨不连,以夹板等短期固定股部者,进行膝关节活动锻炼,达90°屈曲范围再手术,则术后膝关节活动较易恢复;下1/3不连接的外固定较难,应早日手术,术后练习膝关节活动。

手术取股外后侧切口进入,操作分以下3个步骤:①切除断端间纤维组织,打通髓腔扩髓至10 mm以上,修整断端,矫正畸形。②以10 mm以上梅花髓内针固定,对骨质疏松髓腔粗大者,以双根梅花髓内针套接固定。此适用于上及中1/3骨不连接。对下1/3骨不连接则宜选用钢板固定。对于转子下骨不连接,由于髓腔较粗大,梅花髓内针不能完全控制轴线,可将髓内针上端相当于不连处折弯15°~20°角,使角尖向内,开口向外,顺行打入髓腔,此成角髓内针使骨不连处发生向内10°~15°的成角,但由于髓腔粗大的抵消,仅有轻度成角,保持处于轻微外翻位(正常范围),有利于防止髋内翻的发生。对于下1/3骨不连的内固定,亦可选用梅花髓内针,但针的长度应达股骨髁间凹之上的松质骨中,另外还可横穿1枚斯氏针,两端均露在皮外,以备术后用小夹板卡住斯氏针做外固定,防止旋转活动,如有锁钉髓内针固定则更好,横穿斯氏针可于6周后骨折初步愈合时拔除。③植骨,取同侧髂骨碎骨条,植于骨不连处四周,置负压引流,缝合切口。

(三)膝关节活动障碍

1.病因

(1)长时间固定膝关节,未进行股四头肌及膝关节活动锻炼者,膝关节长期处于伸直位,股四头肌挛缩,甚至关节内粘连。

(2)手术及骨折创伤造成股四头肌与股骨前滑动结构粘连,股骨中下1/3骨折错位,损伤股前滑动结构出血粘连;前外侧手术入路,钢板置于股骨前外与股中间肌粘连,手术及创伤使股中间肌纤维化挛缩。

(3)膝关节长期处于半屈曲位,亦可发生屈曲挛缩,后关节囊粘连,腓肠肌、髂胫束及腘绳肌挛缩。

2.诊断

膝关节伸屈活动范围甚小,在10°~20°,髌骨不能向内外推动者,为膝关节内粘连,髌上滑囊与两侧滑囊粘连,扩张部挛缩。严重者交叉韧带挛缩。膝关节有一定范围活动,常在30°稍多,主要为屈曲受限,可伸直,髌骨可在左右推动及上下滑动者,主要为伸膝结构粘连与挛缩。屈膝正常,伸膝受限者为屈曲挛缩。

3.治疗

(1)手法治疗:对轻度股四头肌挛缩及伸膝结构粘连者,例如膝可伸直,屈曲仅50°左右者,股四头肌处于无可触及的瘢痕条带者,可应用手法复位。在麻醉下,手法被动屈曲膝关节,稳妥而较慢强力屈膝至听到组织撕裂声,以膝被动屈膝至90°或稍多为止,不可一次要求完全屈曲。

(2)牵引治疗:对20°以内轻度屈曲挛缩,可行骨牵引治疗,逐渐增加重量,患者可自己压迫股骨向后,牵引中注意观察有无腓总神经损伤症状,一旦出现应立即减轻牵引,牵引不能伸直者,可做手术前准备。

(3)股四头肌成形术:适用于伸膝装置粘连,股四头肌挛缩。采用硬膜外麻醉,患者平卧位,在大腿根部置气囊止血带,驱血后手术。取股前正中纵向切口,经髌骨内侧至其远端。将股内侧肌及股外侧肌从股直肌上分离开直至髌骨上方。电灼,止血。然后把股直肌与股中间肌完全分开,股前瘢痕及挛缩多集中在股中间肌。因此,将股直肌用布带提起,将其下方股中间肌连同瘢痕一并切除。股内外侧肌中的瘢痕也切除。向下切开两侧关节囊的挛缩,后屈曲膝关节。由助手稳定大腿,术者双手握小腿,渐渐用力使膝关节屈曲到超过90°,此过程可听到组织撕裂声。如瘢痕过多则不可强力屈曲,以防发生撕裂伤或骨折。缝合时,将股内侧肌与股外侧肌缝在股直肌两旁,关节囊不缝合。股四头肌之间可垫以脂肪,置负压引流,缝合切口。术后将患肢置于连续被动活动架上,24小时后开始连续被动活动,保持活动范围,直至患者主动伸屈活动达到被动活动的范围。3周下地练习下蹲屈曲,借助体重,加大屈膝活动范围。如无连续被动活动架,可用平衡牵引(带附架的托马斯架)固定患肢。于麻醉恢复后,主动及被动练习活动膝关节。本手术的成功与否在很大程度上取决于患者的意志。不怕疼痛和早期活动到最大范围,努力锻炼股四头肌和股后肌。

(4)关节内粘连:分离由关节内粘连所致的关节僵硬,其轻度者通过手法治疗,可将粘连撕开。严重粘连者,关节活动范围极小者,需手术分离。在气囊止血带下手术。无股中间肌瘢痕挛缩者,取髌骨内、外两侧切口。内侧切口中自髌骨旁切开股内侧肌及关节囊,滑膜内锐性分离;外侧切口中切开髂胫束及关节囊,分离外髁滑囊及髌上囊。慢慢被动屈曲膝关节,亦听到组织撕裂声,至超过90°即可。负压引流,缝合股内侧肌于髌旁,关闭切口,术后处理同上。

(5)膝关节屈曲挛缩及僵硬的松解如下。①术前牵引：除屈曲 20°以内的轻度挛缩可牵引矫正或不经牵引而直接手术矫正外，较重的屈曲挛缩，均应行术前牵引准备。②从内外侧途径行膝屈曲挛缩松解术：采用硬膜外麻醉，患者仰卧，气囊止血带下手术，膝关节在屈曲位。外侧切口：从股骨髁近侧股二头肌腱前向腓骨头做一长 12 cm 切口，有髂胫束挛缩、膝屈曲、小腿外展外旋畸形者，在切口中向前于髌上 2～3 cm 处横断髂胫束及阔筋膜，外侧肌间隔紧张或其他挛缩组织亦予以横断。向后牵开股二头肌腱及腓总神经，在股骨外髁后面横切开关节囊，用骨膜起子紧贴股骨后面向内向上推开外侧关节囊及腓肠肌外侧头起点，使与股骨完全离开，直达股后中间部位，向上分到关节间隙上 7～8 cm。内侧切口：从内收肌结节后到关节远侧纵切口，切开后关节囊，紧贴股骨向外向上推开后关节囊与腓肠肌内侧头，使之与股骨离开并使与外侧切口相通。伸展膝关节：稳妥用力伸展膝关节至完全伸直。注意腓总神经是否紧张，如果紧张，则将其游离到腓骨颈处并将腓骨头于屈膝位切除。如果膝关节仍不能完全伸直，则检查股二头肌腱与内侧诸肌腱是否紧张，对紧张者行"Z"字形延长，有的后交叉韧带紧张挛缩，需将其在胫止点上切断。对于行股二头肌腱延长者，更需注意防止伸膝时牵拉损伤腓总神经，应切除腓骨头，松解神经。冲洗伤口，置负压引流，分层缝合。③术后处理：对经手术膝关节完全伸直者，行膝伸直位石膏后托或石膏前后托固定，锻炼股四头肌，术后 2 周除去前托，保留后托，每天练习屈膝活动，然后仍以后托固定直至 5 周。白天除去后托锻炼，夜间用后托保持膝伸直，持续 6 个月，以防屈膝挛缩复发。对术中伸直膝关节腓总神经紧张者，或仍不能完全伸直者，术后继续牵引治疗，缓缓伸直膝关节。伸直后做石膏后托固定，按上述步骤处理。无论石膏固定或牵引，均需严密观察腓总神经有无受损情况，一旦出现，即应再屈曲膝关节，使腓总神经恢复，然后缓慢牵引伸膝。

（四）再骨折

再骨折发生率是 9%～15%。在骨愈合不良或骨痂内在结构并非所承受的应力方向排列时，常易发生再骨折。动物实验也支持这样的观点。因此，防止再骨折的有效方法是当骨折具有内或外固定时，逐渐增加骨折部位所承受应力，直至达到完全负重。Seiman 认为大部分发生再骨折的患者，屈曲少于 45°，由于关节活动受限，在骨折部位形成一长的杠杆应力，而易发生再骨折。因此，他认为减少再骨折的发生率，重要的是早期恢复膝关节功能。在去除牢固内固定后，也易发生再骨折。

（五）感染

股骨干骨折部位的感染是十分严重而难以解决的问题，因为骨干有大量皮质骨，由于血运不良和缺血，可以形成慢性窦道和骨髓炎，其治疗方法是切除感染的死骨，有内固定者，则需去除内固定物，骨折用外固定制动，待感染稳定后，如骨折仍不愈合，Ⅱ期再行植骨术。更为积极的方法，可通过扩创后，用局部灌注的方法来控制感染，并同时植骨来促进骨愈合。但长期或慢性骨髓炎，若经久不愈，反复发作，有大块骨缺损，则考虑截肢术。

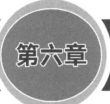

第六章　膝部及小腿损伤的治疗

第一节　膝关节脱位

膝关节为屈戌关节,由股骨下端及胫骨上端构成,二骨之间有半月软骨衬垫,向外有约15°的外翻角。膝关节的主要功能是负重和屈伸运动,在屈曲位时,有轻度的骨外旋及内收外展活动。膝关节的稳定主要依靠周围的韧带维持。内侧副韧带和股四头肌对稳定膝关节有相当作用。膝关节因其结构复杂坚固、关节接触面较宽,因此在一般外力下很难使其脱位,其发生率仅占全身关节脱位的0.6%。如因强大的外力而造成脱位时,则必然会有韧带损伤,而且可发生骨折,乃至神经、血管损伤。合并腘动脉损伤时,如诊治不当,则有导致下肢截肢的危险。根据其脱位的方向,可分为膝关节前脱位、膝关节后脱位、膝关节内脱位、膝关节外脱位。

一、膝关节前脱位

(一)病因与发病机制

暴力来自前方,直接作用于股骨下段,使膝关节过伸,股骨髁的关节面沿胫骨平台向后急骤旋转移位,突破后侧关节囊,而使胫骨脱位于前方,形成膝关节前脱位。

(二)诊断

膝关节肿胀严重,疼痛,功能障碍,前后径增大,髌骨下陷,膝关节处微屈曲位,畸形,弹性固定,触摸髌骨处空虚,腘窝部丰满,并可触及股骨髁突起于后侧,髌腱两侧可触及向前移位的胫骨平台前缘。X线检查:侧位片见胫骨脱位于股骨前方(图 6-1)。

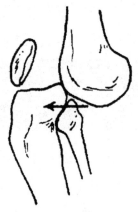

图 6-1　前脱位

依据外伤史、典型临床表现,结合 X 线检查,可以确诊。要了解是否合并有撕脱性骨折,检查远端动脉搏动情况,以判断腘窝血管是否受伤,同时需要检查足踝运动和感觉情况,判断是否合并神经损伤。

(三)治疗

1.手法复位外固定

一般采用手法整复外固定。方法:患者仰卧。一助手环抱大腿上段,一助手牵足踝上下牵引。术者站患侧,一手托股骨下段向上,即可复位(图 6-2)或术者两手四指托腘窝向前,两拇指按胫骨向后亦可复位。当脱位整复后,助手放松牵引,术者一手持膝,一手持足,将膝关节屈曲,再伸直至 15°左右,然后从膝关节前方两侧,仔细检查关节是否完全吻合,检查胫前、后动脉搏动情况,检查足踝运动和感觉情况等。

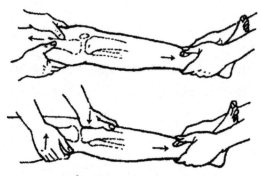

图 6-2　膝关节前脱位复位法

复位后,用长直角板或石膏托将患膝固定于 10°~20°伸展位中立,股骨远端后侧加垫,3 周后开始做膝关节主动屈曲,股四头肌自主收缩锻炼,4 周后解除外固定,可下床活动。

2.药物治疗

初期内服活血化瘀、通络消肿中药,药用接骨七厘片、筋骨痛消丸或活血疏肝汤加川木瓜、川牛膝;继服通经活络舒筋中药,方用丹栀逍遥散加独活、续断、木瓜、牛膝、丝瓜络、桑寄生。若有神经损伤症状如全蝎、白芷。后期内服仙灵骨葆胶囊或补肾壮筋汤加续断、五加皮,以强壮筋骨。神经损伤后期宜益气通络、祛风壮筋,方用黄芪桂枝五物汤加续断、五加皮、桑寄生、牛膝、全蝎、僵蚕、制马前子等。

3.手术疗法

膝关节前脱位最易造成血管损伤,合并有腘动脉损伤者应立即进行手术探查。如果关节囊撕裂,韧带断裂嵌夹于关节间隙,或因股骨髁套锁于撕裂的关节囊裂孔而妨碍复位时,也应手术切开复位,修复损伤的韧带。合并髁部骨折者也应及时手术撬起塌陷的髁部,并以螺栓、拉力螺丝或特制的"T"形钢板固定,否则骨性结构紊乱带来的不稳定将在后期给患者造成很大困难。

二、膝关节后脱位

(一)病因与发病机制

多是直接暴力从前方而来,作用于胫骨上端,使膝关节过伸,胫骨平台向后脱出,形成膝关节后脱位。

(二)诊断

1.临床表现

膝关节肿胀严重,疼痛剧烈,功能障碍。膝关节前后径增大,似过伸位,胫骨上端下陷,皮肤有皱褶,畸形明显,呈弹性固定,触摸髌骨下空虚,腘窝处可触及胫骨平台向后突起,髌腱两侧能触到向前突起的股骨髁。X线检查:侧位片可见胫骨脱于股骨后方(图 6-3)。

2.诊断依据

依据外伤史,典型症状,畸形,一般即可确定诊断。但需拍X线片,诊查是否合并撕脱性骨折。另外要检查胫前、后动脉搏动情况,判断腘窝血管是否受伤。检查足踝的主动运动和感觉情况,判断神经是否损伤。

(三)治疗

常采用手法整复外固定,方法是患者仰卧,一助手牵大腿部,一助手牵患肢踝部,上下牵引。术者站于患侧,一手托胫骨上段向前,一手按股骨下段向后,即可复位(图6-4)。

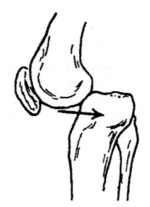

图6-3 后脱位

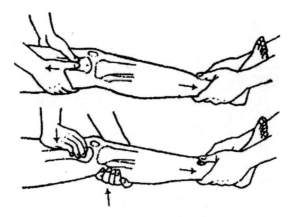

图6-4 膝关节后脱位复位法

复位后,用长直角夹板或石膏托固定。在胫骨上面后侧加垫,将膝关节固定在15°左右的伸展中立位。3周后开始做屈伸主动锻炼活动和股四头肌自主收缩活动。4周后解除固定,下床锻炼。本病固定应特别注意慢性继发性半脱位,因患者不自觉地抬腿,股骨必然向前,加上胫骨的重力下垂,常常形成胫骨平台向后继发性脱位。必要时可改用膝关节屈曲位固定。3周后开始膝关节伸展锻炼。

对合并有血管、神经损伤及骨折的患者,处理同膝关节前脱位。

三、膝关节侧方脱位

(一)病因与发病机制

直接暴力作用于膝关节侧方,或间接暴力传导至膝关节,致使膝关节过度外翻或内翻,造成膝关节侧方脱位。单纯侧方脱位少见,多合并对侧胫骨平台骨折,骨折近端和股骨的关系基本正常。

(二)诊断

膝关节侧方脱位因筋伤严重,肿胀甚剧,局部青紫瘀斑,功能丧失,压痛明显,有明显的侧方异常活动。在膝关节侧方能触到脱出的胫骨平台侧缘。若有神经损伤,常见足踝不能主动背伸,小腿下段外侧皮肤麻木。

依据明显的外伤史,典型的症状和畸形,即可确诊。结合 X 线检查,能明确脱位情况及是否合并骨折(图 6-5)。应注意神经损伤与否。

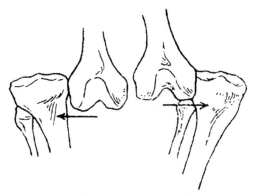

图 6-5　膝关节侧方移位

(三)治疗

1.手法整复外固定

常采用手法整复外固定。方法:患者仰卧位,一助手固定股骨,一助手牵引足踝。若膝关节外脱位,术者一手扳股骨下端向外,并使膝关节呈内翻位,即可复位(图 6-6)。

复位后,用长直角夹板或石膏托将肢体固定在伸展中立位,膝关节稍屈曲,脱出的部位和上下端相应的位置加棉垫,形成三点加压,将膝关节置于与外力相反的内翻与外翻位,即内侧脱位固定在内翻位,外侧脱位固定在外翻位。一般固定 4~6 周,解除夹板,开始功能锻炼。

2.药物治疗

同膝关节前脱位。

3.功能锻炼

膝关节脱位复位后,应将膝关节固定于屈曲 15°~30°位,减少对神经、血管的牵拉。密切观察血管情况,触摸胫后动脉和足背动脉。足部虽温暖但无脉,则标志着血供不足。术后在 40°～70°范围内的持续被动活动对伤后早期恢复活动是有帮助的,但应注意防止过度运动在后期遗留一定程度的关节不稳。股四头肌的训练对膝关节动力性稳定起着重大作用。固定后,即指导患者作股四头肌收缩锻炼。肿胀消减后,作带固定仰卧抬腿锻炼。4～8 周解除外固定后,先开始作膝关节的自主屈曲,然后下床活动锻炼,按膝关节功能疗法处理。

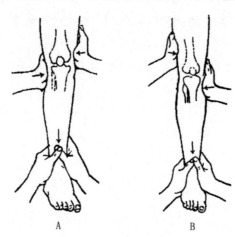

图 6-6　手法整复复位

A.外侧脱位复位法;B.内侧脱位复位法

第二节　髌骨脱位

　　髌骨古称"膝盖骨",又称"镜面骨"。髌骨脱位临床不多见,只有在骨及软组织缺陷或暴力致伤时,才会出现脱位。髌骨是人体最大的籽骨,其骨性结构略呈扁平三角形,底朝上,尖朝下,覆盖于股骨与胫骨两端构成的膝关节前面,其后面为两个斜形关节面,在中央部呈纵嵴隆起,该嵴与股骨下端凹形的滑车关节面相对应,可阻止其向左右滑动。髌骨的上缘与股四头肌腱相连,下缘通过髌韧带止于胫骨结节,两侧为止于胫骨髁的股四头肌扩张部所包绕。

　　髌骨于正常情况下,无论伸直、屈曲都必须位于膝关节的顶点,但由于膝关节有 10°～15°的外翻角,股四头肌起止点不在同一直线上,故当股四头肌收缩时,髌骨有自然外移的趋向,但由于止于髌骨内上缘的股内侧肌向内牵拉,能有效地纠正髌骨向外脱位的倾向,维持髌骨的正常位置。只有当髌骨及周围骨质、软组织结构有解剖、生理缺陷,或受暴力损伤致股内侧肌及扩张部撕裂时,才会形成髌骨外侧脱位。特殊暴力时可形成内侧脱位。股四头肌腱或髌韧带断裂时可向下或向上脱位。

一、病因病机

(一)外伤性脱位

当膝关节屈曲位跌倒,髌骨内侧缘遭受向外的直接暴力冲击时,或膝关节在外翻位跌倒,股四头肌扩张部内侧软组织撕裂时,可发生髌骨外侧脱位。当膝关节处于伸直位,突然在髌骨内侧遭到强力外旋暴力伤,髌骨可滑过股骨外髁,而发生髌骨外侧脱位。

当膝关节遭受直接暴力,作用于髌骨外缘,使髌骨外侧支持带及股四头肌腱扩张部外侧撕裂,而使髌骨向内侧脱位,此型较少见。

在暴力作用下,股四头肌腱断裂或髌韧带断裂,髌骨移位于下方或上方,有时可夹在关节间隙。

髌骨外伤性脱位常见的并发症:髌骨向外侧脱位时,与股骨外髁相撞击,可造成股骨外髁骨折;髌骨内侧缘于外侧脱位时,被股四头肌内侧扩张部撕脱而骨折;股四头肌内侧扩张部撕裂;股四头肌腱、髌韧带断裂。

(二)习惯性脱位

习惯性脱位主要是由先天性骨骼或软组织发育缺陷所致。骨骼发育不良,包括髌骨、胫骨、股骨异常。髌骨异常有翼状髌骨、高位髌骨、小髌骨等;胫骨异常有胫骨外旋、胫骨结节外移等;股骨异常有股骨外髁低平、股骨内旋、股骨前倾角增大等。软组织异常包括股四头肌特别是内侧肌松弛,髌骨内侧支持带松弛,髂胫束挛缩或止点异常,髌腱止点异常,股四头肌与髌腱所形成的 Q 角异常(Q 角是从髂前上棘到胫骨结节的连线与髌骨-髌韧带正中线的夹角,正常男性为 $8° \sim 12°$,女性为 $15° \pm 5°$,超过 $20°$ 为异常)。

此外急性脱位复位不良,固定时间不足,使创伤后愈合不良也可以引起习惯性髌骨脱位。

二、诊断要点

(一)外伤性脱位

有外伤史,伤后膝部肿胀、疼痛、膝关节呈半屈曲位,不能伸直。膝前平坦,髌骨可向外、内、上、下方脱出。股四头肌腱断裂时,膝上方肿胀明显,可触及肌腱断裂后之凹陷,压痛在膝上方,髌骨向下脱位。外侧脱位时,在髌骨内上缘之股内侧肌抵止部有明显压痛,可伴有创伤性滑膜炎及关节内积血或积液。髌韧带断裂时,髌骨向上脱位,膝下方肿胀,压痛明显,可触及髌韧带断裂所形成的凹陷。

注意有部分外侧脱位的患者就诊时,髌骨已在膝关节伸直时自行复位,应仔细检查,若发现髌骨内侧有瘀斑,压痛明显,将髌骨向外推移时有松动感,屈膝时(通常在麻醉下)可发现髌骨向外移位,有这些症状即可明确诊断。若临床医师未能想到或未做细致的临床检查,常可误诊为一般的膝关节挫伤或创伤性膝关节滑膜炎等。

膝关节正、侧、轴位片可见髌骨移出于股骨髁间窝之外。

(二)习惯性脱位

青少年女性居多,多为单侧,亦有双侧患病,或有外伤性脱位病史。若先天发育不良者,可无明显创伤或急性脱位病史。每当屈膝时,髌骨即在股骨外髁上变位向外侧脱出,脱出时伴响声,正常髌骨部位塌陷或低平,股骨外髁前外侧有异常骨性隆起。当患者忍痛自动或被动伸膝时,髌骨可自行复位,且伴有响声。平时行走时觉腿软无力,跑步时常跌倒。

膝关节正位片应观察髌骨的大小及位置,侧位片观察髌骨的高低,轴位片观察股骨外髁发育情况。通常双侧膝关节同时拍片以资对比。

根据病史、症状体征及 X 线片检查,通常可做出髌骨脱位的诊断。

三、治疗方法

(一)整复固定方法

1.手法整复外固定

(1)整复方法:外侧脱位者,患者取仰卧位。术者站于患侧,一手握患肢踝部,另一手拇指抵于髌骨外方,使患膝在微屈状态下逐渐伸直,同时用拇指将髌骨向内推挤,使其越过股骨外髁而复位。复位后,可轻柔屈伸膝关节数次,检查是否仍会脱出。

若髌骨与股骨外髁相嵌顿,用上法不能复位者,可让患者仰卧,一助手固定大腿部,一助手握踝关节上方,先使膝关节屈曲外翻,使外侧肌肉松弛。术者站于患侧,双手持膝,先以两手指拉脱位的髌骨内缘,使髌骨向外移以扩大畸形,松解嵌顿,后令牵踝的助手将膝关节慢慢伸直,同时术者以两手拇指推挤脱出的髌骨向内前即可复位。

(2)固定方法:用长腿石膏托固定屈膝 20°～30°位 2～3 周,若合并股四头肌扩张部撕裂,则应固定4～6 周。

2.手术治疗

(1)适应证:①外伤性脱位,有严重的股四头肌扩张部或股内侧肌撕裂及股四头肌腱、髌韧带断裂等,均应做手术修补。②习惯性脱位,应手术治疗,以矫正伸膝装置力线、恢复正常 Q 角。

(2)手术方法:①外伤性脱位,在手术修复撕裂的膝内侧组织,包括股四头肌内侧扩张部的同时,应清理关节内软骨碎片,以免日后形成关节内游离体。股四头肌腱及髌韧带断裂者,行肌腱或韧带吻合术。②习惯性脱位,可根据患者脱位原因、年龄等情况综合考虑,可一种术式或几种术式联合运用,如股内侧肌髌前移植术、胫骨结节髌腱附着部内移术、内侧关节囊紧缩术、膝外翻畸形截骨矫正术、股骨外髁垫高术。在胫骨上端骨骺闭合前,尽量不做截骨术或垫高外髁手术。

(二)药物治疗

早期活血消肿止痛,方选活血舒肝汤加木瓜、牛膝;中期养血通经活络,内服活血止痛丸;后期补肝肾、强筋骨,可服健步虎潜丸。外治早期可用活血止痛膏以消肿止痛,后期以苏木煎熏洗患肢以舒利关节。

(三)功能康复

抬高患肢,并积极做股四头肌收缩练习。解除外固定后,有计划地指导加强股内侧肌锻炼,逐步锻炼膝关节屈伸。早期避免负重下蹲,以防再脱位。

第三节 髌 骨 骨 折

髌骨为人体最大的籽骨,位于膝关节之前。髌骨骨折占全部骨折损伤的10%,多见成年人。

髌骨是膝关节的一个组成部分,切除髌骨后,在伸膝活动中可使股四头肌肌力减少 30%左右,因此,髌骨有保护膝关节、增强股四头肌肌力、伸直膝关节最后 10°～15°的作用,除不能复位的粉碎性骨折外,应尽量保留髌骨。髌骨后面是完整的关节面,其内外侧分别与股骨内外髁前面形成髌股关节,在治疗中应尽量使关节面恢复平整,减少髌股关节炎的发生。横断骨折有移位者,均有股四头肌腱扩张部断裂,致使股四头肌失去正常伸膝功能,治疗髌骨骨折时,应修复肌腱扩张部的连续性。

一、病因

骨折病因为直接暴力和肌肉强力收缩所致。直接暴力多因外力直接打击在髌骨上,如撞伤、踢伤等,骨折多为粉碎性,其髌前腱膜及髌骨两侧腱膜和关节囊多保持完好,骨折移位较小,亦可为横断骨折、边缘骨折或纵形劈裂骨折。肌肉强力收缩者,多由于股四头肌猛力收缩,所形成的牵拉性损伤,如突然滑倒时,膝关节半屈曲位,股四头肌骤然收缩,牵拉髌骨向上,髌韧带则固定髌骨下部,而股骨髁部向前顶压髌骨形成支点,3 种力量同时作用造成髌骨骨折。肌肉强力收缩多造成髌骨横断骨折,上下骨块有不同程度的分离移位,髌前筋膜及两侧扩张部撕裂严重。

二、诊断要点

有明显外伤史,伤后膝前方疼痛、肿胀,膝关节活动障碍。检查时在髌骨处有明显压痛,粉碎骨折可触及骨擦感,横断骨折有移位时可触及一凹沟。膝关节正侧位 X 线片可明确诊断。

X 线检查时需注意:侧位片虽然对判明横断骨折及骨折块分离最为有用,但不能了解有无纵形骨折及粉碎骨折的情况。而斜位片可以避免髌骨与股骨髁重叠,既可显示其全貌,更有利于诊断纵形骨折、粉碎骨折及边缘骨折。斜位摄片时,若为髌骨外侧损伤可采用外旋 45°位,如怀疑内侧有损伤时,则可取内旋 45°。如临床高度怀疑有髌骨骨折而斜位及侧位 X 线片均未显示时,可再照髌骨切位 X 线片。

三、治疗方法

髌骨骨折属关节内骨折,在治疗时必须达到解剖复位并修复周围软组织损伤,才能恢复伸膝装置的完整,防止创伤性关节炎的发生。

(一)整复固定方法

1.手法整复外固定

(1)整复方法:复位时先将膝关节内积血抽吸干净,注入 1%普鲁卡因 5~10 mL,起局部麻醉作用,而后患膝伸直,术者立于患侧,用两手拇示指分别捏住上下方骨块,向中心对挤即可合拢复位。

(2)固定方法。①石膏固定法:用长腿石膏固定患膝于伸直位。若以管型石膏固定,在石膏塑形前摸出髌骨轮廓,并适当向髌骨中央挤压使骨折块断面充分接触,这样固定作用可靠,可早期进行股四头肌收缩锻炼,预防肌肉萎缩和粘连。外固定时间不宜过长,一般不要超过6周。髌骨纵形骨折一般移位较小,用长腿石膏夹固定4周即可。②抱膝圈固定法:可根据髌骨大小,用胶皮电线、纱布、棉花做成套圈,置于髌骨处,并将四条布带绕于托板后方收紧打结,托板的两端用绷带固定于大小腿上。固定2周后,开始股四头肌收缩锻炼,3周后下床练习步行,4～6周后去除外固定,做膝关节不负重活动。此方法简单易行,操作方便,但固定效果不够稳定,有再移位的可能,注意固定期间应定时检查纠正。同时注意布带有否压迫腓总神经,以免造成腓总神经损伤。③闭合穿针加压内固定:适用于髌骨横形骨折者。方法是皮肤常规消毒、铺巾后,在无菌操作下,用骨钻在上下骨折块分别穿入一根钢针,注意进针方向须与髌骨骨折线平行,两根针亦应平行,穿针后整复。骨折对位后,将两针端靠拢拉紧,使两骨折块接触,稳定后再拧紧固定器螺钉,如无固定器亦可代之以不锈钢丝。然后用乙醇纱布保护针孔,防止感染,术后用长木板或石膏托将膝关节固定于伸直位(图6-7)。④抓髌器固定法:方法是患者取仰卧位,股神经麻醉,在无菌操作下抽净关节内积血,用双手拇、示指挤压髌骨使其对位。待复位准确后,先用抓髌器较窄的一侧钩刺入皮肤,钩住髌骨下极前缘和部分髌腱。如为粉碎性骨折,钩住其主要的骨块和最大的骨块,然后再用抓髌器较宽的一侧,钩住近端髌骨上极前缘亦即张力带处。如为上极粉碎性骨折,先钩住上极粉碎性骨块,再钩住远端骨块。注意抓髌器的双钩必须抓牢髌骨上下极的前侧缘。最后将加压螺旋稍加拧紧使髌骨相互紧密接触。固定后要反复伸屈膝关节以磨造关节面,达到最佳复位。骨折复位后应注意抓髌器螺旋盖压力的调整,因为其为加压固定的关键部位,松则不能有效地维持对位,紧则不能产生骨折自身磨造的效应(图6-8)。⑤髌骨抱聚器固定法:电视X线透视下无菌操作,先抽尽膝关节腔内积血,利用胫骨结节髌骨外缘的关系,在胫骨结节偏内上部位,将抱聚器的下钩刺穿皮肤,进入髌骨下极非关节面的下方,并向上提拉,确定是否抓持牢固。并用拇指后推折块,让助手两手拇指在膝关节两旁推挤皮肤及皮下组织向后以矫正翻转移位。将上针板刺入皮肤,扎在近折块的前侧缘上,术者一手稳住上下针板,令助手拧动上下手柄,直至针板与内环靠近,术者另一手的拇指按压即将接触的折端,并扪压内外侧缘,以防侧方错位,并加压固定。再利用髌骨沿股间窝下滑及膝关节伸屈角度不同和髌股关节接触面的变化,伸屈膝关节,纠正残留成角和侧方移位。应用髌骨抱聚器治疗髌骨骨折具有骨折复位稳定、加速愈合、关节功能恢复理想的优点(图 6-9)。

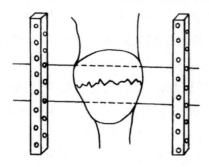

图 6-7　闭合穿针加压内固定

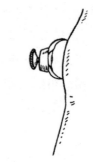

图 6-8　抓髌器固定法

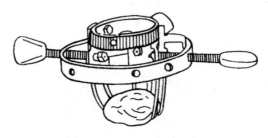

图 6-9　髌骨抱聚器固定法

2.切开复位内固定

适用于髌骨上下骨折块分离在 1.5 cm 以上、不易手法复位或其他固定方法失败者。方法是在硬膜外麻醉或股神经加坐骨神经阻滞麻醉下,取膝前横弧形切口,切开皮肤皮下组织后,即进入髌前及腱膜前区,此时可见到髌骨的折面及撕裂的支持带,同时有紫红色血液由裂隙涌出,吸净积血,止血,进行内固定。目前以双 10 号丝线、不锈钢丝、张力带钢丝固定为常用(图 6-10)。

(二)药物治疗

髌骨骨折多瘀肿严重,初期可用利水逐瘀法以祛瘀消肿。若采用穿针或外固定器治疗者,可用解毒饮加泽泻、车前子;肿胀消减后,可服接骨丹;后期关节疼痛活动受限者,可服养血止痛丸。外用药初期肿胀严重者,可外敷消肿散。无移位骨折,可外贴接骨止痛膏。去固定后,关节强硬疼痛者,可按摩展筋丹或展筋酊,并可用活血通经舒筋利节之苏木煎外洗。

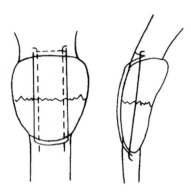

图 6-10 张力带钢丝内固定

(三)功能康复

复位固定肿胀消退后,即可下床活动,让膝关节有小量的伸屈活动,使髌骨关节面得以在股骨滑车的磨造中愈合,有利于关节面的平复。2～3 周,有托板固定者应解除,有限度地增大膝关节的活动范围,6 周后骨折愈合去固定后,可用指推活髌法解除髌骨粘连,以后逐步加强膝关节屈伸活动锻炼,使膝关节功能早日恢复。

第四节 胫骨平台骨折

胫骨平台骨折在普通人群中较为常见。体育运动中如高速极限运动及高处坠落亦有发生。胫骨平台骨折多数涉及负重关节面,常合并韧带及半月板损伤。在诊断和治疗中既要考虑关节面的精确对位,又要创造条件,争取关节的早期功能活动。

一、功能解剖

胫骨平台似马鞍形,是支持和承重股骨髁的主要结构。胫骨平台内侧缘有内侧副韧带及比目鱼肌附着点,内侧面稍下有缝匠肌、股薄肌及半腱肌附着其上。外侧缘与腓骨小头之间称为骨间缘,与腓骨小头关节面组成上胫腓关节。外侧缘稍凹处有胫前肌附着,腓骨小头有外侧副韧带附着其上。胫骨平台正面观呈凹形,有内外半月板镶嵌其上。

内外平台之间有一骨性隆起,称为胫骨隆突,上有半月板前后角、前后交叉韧带附着点及胫骨棘。胫骨上端周缘骨皮质较胫骨中段骨皮质薄弱,平台骨皮质内纵向骨小梁与横向骨小梁交叉排列,以支撑体重。由于外侧平台骨小梁密度低于内侧平台,又因膝外侧容易遭受外来暴力打击,所以外侧胫骨平台骨折较内侧多见。

二、损伤机制

(一)压缩并外展

运动员从高处坠落,膝关节伸直并外展位,由于外侧平台外侧缘较股骨外髁宽约 0.5 cm,股骨外髁如楔子插向外侧平台,形成平台塌陷或劈裂骨折。塌陷骨折块挤压腓骨头,造成腓骨头或颈部骨折。若外翻幅度大,可同时发生内侧副韧带和前交叉韧带断裂(图 6-11)。

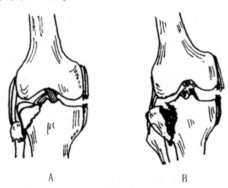

图 6-11　压缩并外展致胫骨外髁骨折

A.胫骨外髁塌陷骨折;B.胫骨外髁劈裂骨折

(二)压缩并内收

高处坠落,膝关节伸直并内收,由于股骨内髁与胫骨内侧平台的边缘基本对齐,股骨内髁冲压股骨平台,致使胫骨内侧平台骨折塌陷。骨折后因内侧副韧带的牵拉作用,骨折块向内向下移位(图 6-12)。若内收严重,可合并发生腓骨头撕脱骨折或腓总神经损伤。

(三)垂直压缩

高处坠落,足跟下地,股骨内外髁垂直撞击胫骨平台,地面的反作用力使胫骨平台由下向上加大撞击力,造成内外两侧平台分离骨折或粉碎骨折(图 6-13)。坠跌落地若同时伴有外翻力,外侧平台损伤较重或移位较多,若同时伴随内收力,则内侧平台损伤较重。

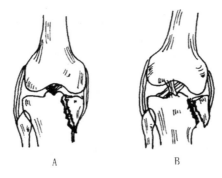

图 6-12　压缩并内收致胫骨内髁骨折

A.胫骨内髁塌陷骨折；B.胫骨内髁塌陷骨折合并旋转移位

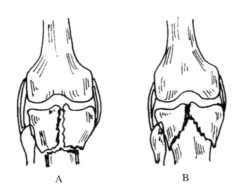

图 6-13　膝部垂直压缩致胫骨双髁骨折

A.胫骨髁 T 形骨折；B.胫骨髁 Y 形骨折

三、分类

(一) Hohl 将胫骨平台骨折分为六型 (图 6-14)

(1) Ⅰ 型：骨折无移位。

(2) Ⅱ 型：骨折处部分压缩。

(3) Ⅲ 型：胫骨髁劈裂又压缩骨折。

(4) Ⅳ 型：髁部压缩。

(5) Ⅴ 型：髁部劈裂。

(6) Ⅵ 型：胫骨平台严重粉碎骨折。

(二) Morre 分类法

它将胫骨平台骨折分为两大类。

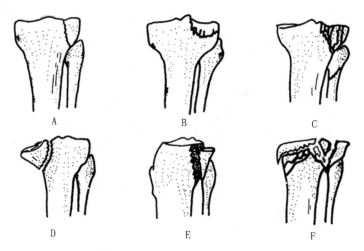

图 6-14　胫骨髁骨折 Hohl 分型
A.骨折无移位;B.部分压缩;C.劈裂压缩;D.全髁塌陷;E.劈裂骨折;F.粉碎骨折

(1)平台骨折:①轻度移位。②局部压缩。③劈裂压缩。④全髁压缩。⑤双髁骨折。

(2)骨折脱位:①劈裂骨折。②全髁骨折。③边缘撕脱骨折。④边缘压缩骨折。⑤四部骨折(图 6-15)。

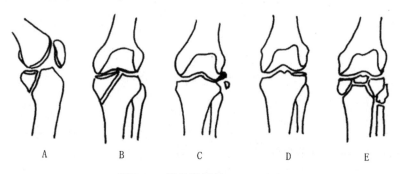

图 6-15　胫骨髁骨折 Morre 分类
A.劈裂骨折;B.全髁骨折;C.边缘撕脱骨折;D.边缘压缩骨折;E.四部骨折

四、症状及诊断

(一)损伤史

强大暴力作用于膝部的损伤史,如高处坠落损伤等。

(二)疼痛胀肿

膝部肿胀,疼痛剧烈,严重者有膝外翻或内翻畸形。

（三）功能障碍

膝关节及小腿功能障碍或丧失，不能站立行走。膝关节有异常侧向活动。

（四）X 线检查

X 线检查可显示骨折形式或骨折块移位的方向。部分病例若仅有轻微塌陷骨折，X 线片难以显示。分析膝关节 X 线片时应注意：①膝关节面切线。膝关节 X 线正位片，股骨关节面切线与胫骨关节面切线成平行关系。股骨纵轴与股骨关节面切线外侧夹角，正常值为 75°～85°。胫骨纵轴与胫骨关节面连线的外侧夹角为 85°～100°。膝关节内外侧副韧带损伤、胫骨髁骨折移位或膝外翻时这种关系紊乱（图 6-16）。②膝反屈角。膝关节 X 线侧位片，胫骨纵轴线与胫骨关节面连线后方之夹角称为膝反屈角，正常值少于 90°。可以此衡量胫骨平台骨折移位及复位情况（图 6-17）。

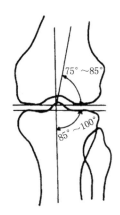
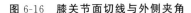
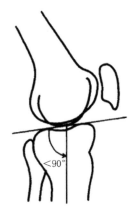

图 6-16　膝关节面切线与外侧夹角　　　　图 6-17　膝反屈角，正常值＜90°

胫骨平台关节面正常时后倾 10°～15°，故摄取正位片时球管也应后斜 10°～15°，这样能更好地显示平台情况。有时须加拍左右斜位片，以防漏诊。

（五）CT 及 MRI 检查

清晰地显示关节面破坏情况及骨折移位的细微变化，可以客观地评估关节面压缩程度及骨折块的立体形状，从而为选择治疗方案提供依据。

五、治疗

胫骨平台骨折的治疗目的是解剖对位和恢复关节面的平整，维持轴向对线，同时修复韧带和半月板的损伤，重建关节的稳定性。

胫骨平台骨折有各种治疗方法，观点各有不同。确定治疗方案应根据患者全身情况、运动项目、年龄、有无合并损伤、骨折类型和程度等全面考虑,综合分析。

（一）无移位或轻度移位骨折

无移位骨折均可保守治疗,如 Hohl Ⅰ型。抽净关节积血,加压包扎,以石膏托制动 3～4 周。固定期间每周进行 1～2 次膝关节主动伸屈活动,负重行走应在 8 周后进行。

轻度移位塌陷及侧方移位不超过 1 cm,膝关节无侧向不稳定也可非手术治疗,如 Hohl Ⅱ型。石膏托固定 4～6 周,固定期间进行股四头肌舒缩活动。每周进行 1～2 次膝关节主动伸屈活动。伤后 8 周膝部伸屈幅度应达到正常或接近正常。

（二）塌陷劈裂骨折

胫骨平台骨折塌陷明显或劈裂骨折,如塌陷超过 1 cm,关节不稳或合并膝关节交叉韧带损伤、侧副韧带损伤,宜手术切开内固定。如有神经、血管损伤,应首先处理。侧副韧带及交叉韧带损伤应以可靠方式重建。对于一些塌陷明显的骨折,虽已将其撬起复位固定,由于下方空虚,复位后有可能又回复到原来塌陷的位置。如平台塌陷严重,复位后空隙较大,须用骨松质或人工骨充填。若关节面已严重粉碎或不复存在,可将与胫骨髁关节面相似的髌骨软骨面放在关节面的位置上,下方空隙处填以骨松质,填实嵌紧,然后实施内固定(图 6-18)。胫骨髁骨折可采用骨松质螺钉加骨栓内固定(图 6-19),也可以支撑钢板内固定。胫骨双髁严重粉碎骨折可采用支撑钢板或加骨栓内固定(图 6-20、图 6-21)。此类骨折内固定要坚固可靠,防止因骨折块松动而导致关节面错位和不平整。术后外固定 3～4 周拆除,行膝关节伸屈练习直至正常活动。术后第 2 周开始,每周安排 1～2 次股四头肌主动伸屈活动。胫骨平台骨折如合并骨筋膜室综合征,应早期切开筋膜室减压,避免肢体因血液循环障碍而坏死。

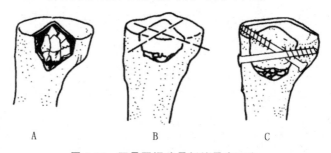

图 6-18　胫骨髁塌陷骨折植骨内固定

A.胫骨内髁塌陷骨折;B.先以克氏针将植骨块临时固定;C.螺钉交叉内固定

(三)关节镜监测下复位固定

通过关节镜监测可了解平台塌陷状况及有否韧带、半月板损伤。关节外开窗撬拨复位,植骨加支撑钢板固定,在关节镜辅助监测下可了解复位情况,关节面是否平整等。韧带或半月板损伤可在关节镜下修复或切除。利用关节镜手术可减少创伤干扰,有利于膝关节功能的尽快恢复。

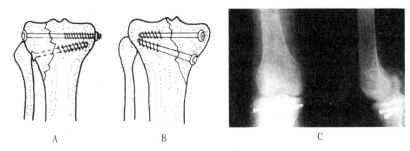

A   B   C

图 6-19　胫骨单髁骨折骨松质螺钉并骨栓内固定

A、B.胫骨单髁骨折骨松质螺钉或加骨栓内固定;C.胫骨单髁骨折骨松质螺钉内固定术后 X 线片

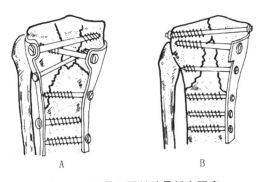

A   B

图 6-20　胫骨双髁粉碎骨折内固定

A.胫骨双髁骨折双钢板内固定;B.胫骨双髁骨折钢板加骨栓内固定

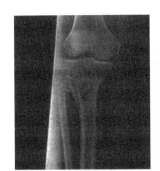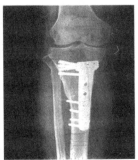

图 6-21　胫骨平台骨折及内固定

第五节　胫腓骨干骨折

胫腓骨由于部位的关系,遭受直接暴力打击的机会较多,因此胫腓骨骨折在全身长管状骨骨折中最为多见,约占全身骨折的13.7%。其中以胫腓骨双骨折最为常见,胫骨骨折次之,单纯腓骨骨折最少。因胫骨前内侧紧贴皮肤,所以开放性骨折比较多见,有时伴有广泛的软组织、神经、血管损伤,甚至污染严重,组织失活。这给治疗带来了很大的困难,选择一种最好的治疗方法,一直是骨折治疗的研究方向。

一、发病机制

(一)直接暴力

胫腓骨干骨折多见于交通事故和工伤,可能是撞击伤、车轮碾压伤、重物打击伤。暴力常来自小腿的前外侧,所造成的胫腓骨骨折往往在同一水平面上,骨折线多呈横断形或短斜形,可在暴力作用侧有一三角形的碎骨片。骨折后,骨折端多有重叠、成角、旋转等移位。较大暴力或交通事故伤多为粉碎性骨折,有时呈多段,因胫骨前内侧位于皮下,骨折端极易穿破皮肤,肌肉也会有较严重的挫伤。即使未穿破皮肤,如果挫伤严重,血运不好,亦可发生皮肤坏死、骨外露,容易继发感染。巨大暴力的碾锉、绞轧伤可能会有大面积皮肤剥脱、肌肉撕裂、神经血管损伤和骨折端裸露。

(二)间接暴力

多为高处坠落、旋转暴力扭伤、滑跌等所致的骨折,骨折线多呈长斜形或螺旋形,胫腓骨骨折常不在同一平面上,即胫骨中下端而腓骨可能在上端,一般腓骨骨折线较胫骨骨折线高。软组织损伤一般较轻,有时骨折移位后骨折端可戳破皮肤形成开放性骨折,这种开放性骨折比直接暴力所造成的污染好得多,软组织损伤轻,出血少。

骨折的移位取决于外力的大小、方向,肌肉收缩和伤肢远端重量等因素。暴力较多来于小腿的外侧,因此可使骨折端向内侧成角,小腿的重力可使骨折端向后侧倾斜成角,足的重量可使骨折远端向外旋转,肌肉收缩又可使两骨折端重叠移位。儿童胫腓骨骨折遭受的外力一般较小,而且儿童的骨皮质韧性较大,多为青枝骨折。

二、分类

对骨折及伴随软组织损伤的范围和类型进行分类可以让医师确定最佳的治疗方案,也可使医师能追够踪治疗的结果。

胫骨骨折的 OTA 分型:胫骨骨折分为 42-A、42-B、42-C 三大型,每型又分为 3 种亚型(图 6-22)。

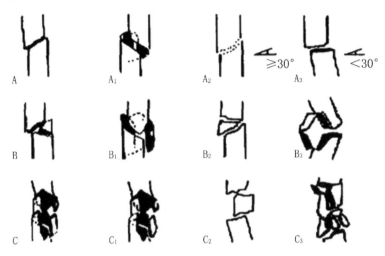

图 6-22　胫骨骨折 OTA 分型

(一)42-A 型

(1)A_1:简单骨折,螺旋形。

(2)A_2:简单骨折,斜形(成角≥30°)。

(3)A_3:简单骨折,横形(成角<30°)。

(二)42-B 型

(1)B_1:蝶形骨折,蝶形块旋转。

(2)B_2:蝶形骨折,蝶形块弯曲。

(3)B_3:蝶形骨折,蝶形块游离。

(三)42-C 型

(1)C_1:粉碎骨折,骨折块旋转。

(2)C_2:粉碎骨折,骨折块分段。

(3)C_3:粉碎骨折,骨折块不规则。

三、临床表现及诊断

临床检查局部疼痛明显,肿胀及压痛,可有典型的骨折体征,骨折有移位时畸形明显,可表现为小腿外旋、成角、短缩。应注意是否有神经、血管损伤,检查足趾伸屈活动是否受影响,足背动脉和足跟内侧动脉搏动强度及小腿张力是否增高。

骨折引起的并发症往往比骨折本身产生的后果更加严重,应避免漏诊,需尽早处理。小腿远端温暖及足背动脉搏动未消失绝非供血无障碍的证据,有任何可疑时,都有必要进行多普勒超声检查,甚至动脉造影。对小腿的肿胀应有充分的警惕,尤其是触诊张力高、足趾伸屈活动引起相关肌肉疼痛时,有必要进行筋膜间室压力的检查和动态监测。

软组织损伤的程度需要仔细地检查和评估,有无开放性伤口,有无潜在的皮肤剥脱、坏死区。捻挫伤对皮肤及软组织都会造成严重的影响,有时皮肤和软组织损伤的实际范围需要经过数天的观察才能确定。这些对于骨折的预后有重要的意义。

儿童青枝骨折或裂缝骨折临床无明显畸形,受伤小腿可抬举,仅表现为拒绝站立及行走,临床检查时使伤侧膝关节伸直,在足跟部轻轻用力叩击,力量可传导至骨折端,使局部产生明显疼痛。

X线检查可进一步了解骨折的类型及移位,分析创伤机制、骨膜损伤程度及移位趋势等。X线检查时应注意包括整个小腿,有些胫腓骨双骨折的骨折线不在同一水平面上,可因拍摄范围不够而容易漏诊,也不能正确地判断下肢有无内外翻畸形。

四、治疗

胫腓骨骨折的治疗目的是恢复小腿的负重功能。完全纠正骨折端的成角和旋转畸形,维持膝、踝两关节的平行,使胫骨有良好的对线,小腿才能负重。在治疗过程中重点在于胫骨,因为胫骨是下肢的主要负重骨,只要胫骨骨折能达到解剖复位,腓骨骨折一般也会有良好的对位对线,不一定强求解剖复位,但有时腓骨骨折的解剖复位固定有助于稳定其他结构。

每例骨折都各具有其特殊性,应根据每个患者的具体情况,如骨折类型、软组织损伤程度及有无复合伤等,进行客观的评价和判断,决定选择外固定还是开放复位内固定。

(一)闭合复位外固定

闭合复位外固定适用于稳定性骨折、经复位后骨折面接触稳定无明显移位趋势的不稳定骨折。稳定性骨折无移位、青枝骨折、经复位后骨折面接触稳定无明显移位趋势的横形骨折、短斜形骨折等,在麻醉下进行手法骨折闭合复位,长腿石膏外固定。复位尽量达到解剖复位,但坚决反对反复多次地,甚至是暴力式的整复,如果复位不满意,宁可改行开放复位内固定。膝关节应保持在20°左右的轻度屈曲位,以利控制旋转。如果屈曲过多,伸膝装置紧张,牵拉胫骨近端使得近骨折端上抬,骨折向前成角。踝关节应固定在功能位,避免造成踝关节背伸障碍,行走及下蹲困难。石膏干燥坚固后可扶拐练习患足踏地及行走,2~3周后可开始去拐循序练习负重行走。

(二)跟骨牵引外固定

跟骨牵引外固定适用于斜形、螺旋形、轻度粉碎性的不稳定骨折及严重软组织损伤的胫腓骨骨折。对于不稳定骨折,单纯的外固定可能不能维持良好的对位对线。可在麻醉下行跟骨穿针,牵引架上牵引复位,短腿石膏外固定,用4~6 kg重量持续牵引,应注意避免过度牵引。3周左右后,达到纤维连接,可除去跟骨牵引,改用长腿石膏继续固定直至骨愈合。

骨折手法复位后,对于稳定性骨折,对位对线良好者,可考虑应用小夹板外固定。小夹板外固定的优点是不超关节固定,膝、踝两关节的活动不受影响,如果能够保持良好的固定,注意功能锻炼,骨折愈合往往比较快,因此小夹板外固定的愈合期比石膏外固定者为短。但小夹板外固定的部位比较局限,压力不均匀,衬垫处皮肤可发生压疮,甚至坏死,需严密观察;小夹板外固定包扎过紧可能造成小腿筋膜间室综合征,应注意防止。

石膏固定的优点是可以按照肢体的轮廓进行塑型,固定牢靠,尤其是管型石膏。Sarmiento认为膝下管型石膏能减少胫骨的旋转活动,其外形略似髌腱承重假体,使承重力线通过胫骨髁沿骨干达到足跟,可以减少骨延迟愈合及骨不愈合的发生率,并能使膝关节功能及时恢复,骨折端可能略有缩短,但不会发生成角畸形。但如果包扎过紧,可造成肢体缺血,甚至发生坏死;包扎过松、肿胀减轻后、肌肉萎缩都可使石膏松动,骨折发生移位。因此石膏固定期间应随时观察,包扎过紧应及时松开,发生松动应及时小心更换。长腿石膏固定的缺点是超关节范围固定,可能影响膝、踝两关节的活动功能,延长胫骨骨折的愈合时间。因此,可在长腿石膏固定6~8周后,骨痂已有形成时,改用小夹板外固定,开始循序功能锻炼。

闭合复位外固定虽经常发生一些较小的并发症,但却有较高的骨折愈合率,而且很少发生严重的并发症,而且经济。它适用于多种类型的胫腓骨骨折的治疗,但需要花费较长的时间,需要医师的耐心、责任心及患者的信心和配合。

跟骨牵引复位外固定有其独特的优点,但随着骨折固定方法的日新月异,现在已很少作为胫腓骨骨折的终极治疗,而往往是早期治疗的权宜之计。长时间的牵引会严重影响患者的活动,可能会引起一系列并发症,尤其是老年人,更需警惕。

(三)开放复位内固定

胫腓骨骨折的骨性愈合时间一般较长,长时间的石膏外固定,对膝、踝两关节的功能必然造成影响。而且,由于肿胀消退、肌肉萎缩及负重等原因,石膏外固定期间很可能发生骨折再移位,造成骨折畸形愈合,功能障碍。因此,对于不稳定胫腓骨骨折采用开放复位内固定者日益增多。根据不同类型的骨折可采用螺丝钉固定、钢板螺丝钉固定、髓内钉固定等内固定方法。

1.螺丝钉固定

螺丝钉固定适用于长斜形骨折及螺旋形骨折。长斜形骨折或螺旋形骨折开放复位后,采用1~2枚螺丝钉在骨折部位固定,可按拉力螺钉固定技术固定。通常这些拉力螺钉与骨折线呈垂直拧入。1~2枚螺丝钉固定仅能维持骨折的对位,固定不够坚强,需要持续石膏外固定10~12周。尽管手术操作简单,但整个治疗过程中仍需要石膏外固定,因此临床应用受到限制。

2.钢板螺丝钉固定

不适合于闭合治疗的,尤其是不稳定的胫腓骨骨折均可应用。应用钢板螺丝钉,尤其是加压钢板治疗胫腓骨骨折时,应该采用改进的钢板固定技术和间接复位技术,小心仔细处理软组织,否则会引起骨的延迟愈合及很高的并发症发生率。加压钢板的类型有多种,应针对不同类型骨折做出不同的选择,就目前医疗情况而言,LC-DCP(有限接触动力加压钢板)为首选。应用近年来发展起来的LISS固定系统,通过闭合复位,经皮钢板固定的方法治疗胫腓骨骨折,具有操作简便、手术损伤小、固定可靠、术后恢复和骨折愈合快的优点,值得在有条件的单位推广使用。

胫骨前内侧面仅有皮肤覆盖,缺乏肌肉保护,所以习惯把钢板置于胫骨前外侧肌肉下面。但这样不能获得最大的稳定性及最大限度地保护局部血运。

AO学派非常强调,骨干骨折的钢板应置于该骨的张力侧。从步态的力学分析，人体的重力线交替落于负重肢胫骨的内或外侧，并不固定，所以 AO 学派没有提出胫骨的张力侧何在，也没有强调钢板应置于胫骨的内侧。

从骨折的创伤机制和肌肉收缩作用而言，胫腓骨骨折的移位趋势多为向前内成角，前内侧的骨膜多已断裂，而后外侧则是完整的，是软组织的铰链之所在。因此胫骨的张力侧在内侧，外侧是完整的软组织铰链。钢板置于胫骨内侧，既可使内侧的张应力转为压应力，又可利用其外侧的软组织铰链增强骨折复位后的紧密接触及稳定。

另外，胫骨前内侧的骨膜严重破坏，局部血运破坏，保护对侧完整的骨膜以保护尚存的血供极为重要。如果按照旧习惯，把钢板置于外侧，则不仅将仅存的来自骨膜的血供完全破坏，也将滋养动脉破坏，危及髓内血供。可见，就大多数胫腓骨骨折而言，钢板放在胫骨内侧可达到骨折稳定的要求，也符合保护局部血运的原则。这也正是 BO 所要求的。

所以当胫骨前内侧软组织条件许可的情况下，钢板应放在内侧，但由于胫骨前内侧的皮肤及皮下组织较薄，严重损伤后容易坏死，可把钢板放在胫前肌的深面、胫骨的外侧。

3.髓内钉固定

大部分需要手术治疗的胫腓骨骨折，可采用髓内钉治疗，尤其是不稳定性、节段性、双侧胫腓骨骨折。用于胫骨的髓内有多种，如 Ender 钉、Lottes 钉、矩形钉、自锁钉、交锁钉等。Ender 钉、Lottes 钉适合治疗轴向稳定的各型胫腓骨骨折，它可以防止胫骨发生成角畸形，但可能发生骨折端旋转、横移位等，有将近 50% 的患者仍需要石膏辅助固定。Wiss 等建议对发生在膝下 7.5 cm 至踝上 7.5 cm 范围并至少有 25% 的骨皮质接触的骨折方可用 Ender 钉治疗。胫骨交锁髓内钉基本上解决了对旋转稳定性的控制，可用于膝下 7 cm 至踝上4 cm 的轴向不稳定性骨折(图 6-23)。

胫骨交锁髓内钉的直径一般为 11~15 mm。距钉的顶部 4.5 cm 处有 15° 的前弯，以允许髓内钉进入胫骨近端的前侧部位；在钉的远端 6.5 cm 处有 3° 的前弯，在插髓内钉时起到一个斜坡的作用，以减少胫骨后侧皮质粉碎的机会；髓内钉的近端和远端各有两个孔道，以供锁钉穿过；锁钉为 5 mm 的自攻丝骨螺丝钉。

对于骨干峡部的稳定性胫腓骨骨折，如横形、短斜形、非粉碎性骨折等，可以采用动力型胫骨交锁髓内钉，有利于骨折端间的紧密接触乃至加压。对于所有不稳定性胫腓骨骨折，髓内钉的近、远两端各需锁 2 枚锁钉，以维持肢体的长度及控制旋转。Ekeland 等报告应用胫骨交锁髓内钉获得较好的结果，但他们认为应慎用动力型或简单的无锁胫骨交锁髓内钉,因为大部分的并发症都发生于动力型胫骨交锁髓内钉,他们也不赞成对胫骨交锁髓内钉常规地做动力性加压处理。

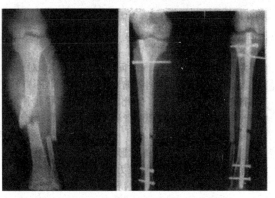

图 6-23　胫骨骨折交锁髓内钉固定术

由于不扩髓和扩髓相比具有以下潜在优点:手术时间短,出血少,合并严重闭合性软组织损伤者能较少地干扰骨内膜血供等。所以大多数学者推荐采用不扩髓髓内钉。Keating 等报告了一项随机前瞻性研究,他们对不扩髓和扩髓胫骨交锁髓内钉所治疗的开放胫腓骨骨折进行了比较,除不扩髓组的锁钉断裂较高外,不扩髓和扩髓胫骨交锁髓内钉治疗的开放胫腓骨骨折的其他结果在统计学上没有显著性差异。Duwelius 等建议将不扩髓交锁髓内钉用于治疗合并较严重软组织损伤的胫腓骨骨折,而将扩髓交锁髓内钉用于治疗没有明显软组织损伤者。

值得一提的是,由于胫骨交锁髓内钉治疗胫腓骨骨折日渐盛行,使得一些骨科医师将其应用范围扩大至更靠近近端和远端。因此,在胫骨近 1/3 骨折采用交锁髓内钉治疗,出现胫骨对线不良成为常见问题,应引起重视。

4.外支架固定

无论是闭合或开放性胫腓骨骨折均可应用,尤其是后者,更有实用价值。用于合并有严重皮肤软组织损伤的胫腓骨骨折,不仅可使骨折得到稳定固定,而且方便皮肤软组织损伤的观察和处理。用于粉碎性骨折或伴有骨缺损时,可以维持肢体的长度,有利于晚期植骨。而且不影响膝、踝关节的活动,甚至可以带着外支架起床行走,所以,近年来应用较广。具体应用在开放性胫腓骨骨折节中阐述。

五、预后

(一)筋膜间室综合征

筋膜间室综合征主要发生在小腿、前臂及足,以小腿更为多见,也更加严重。

它并不是只发生于高能量损伤,也并不是只发生于闭合性损伤中,低能量的损伤和开放性损伤也可出现。小腿的肌肉等软组织损伤或骨折后出血形成血肿,加上反应性水肿,或包扎过紧,使得筋膜间室内压力增高,可以造成血液循环障碍,形成筋膜间室综合征。

小腿的筋膜间室综合征发生于胫前间隙最多,胫后间隙次之,外侧间隙最少,多数有多间隙同时发生。胫前间隙位于小腿前外侧,内有胫前肌、伸趾肌、第三腓骨肌、胫前动静脉和腓深神经。当间隙内压力增高时,小腿前外侧肿胀变硬,明显压痛,被动伸屈足趾时疼痛明显加剧,随后发生伸趾肌、胫前肌麻痹,背伸踝关节和伸趾无力,但由于腓动脉有交通支与胫前动脉相同,因此,早期足背动脉可以触及。

筋膜间室综合征是一种进行性疾病,刚开始时症状可能不明显,一旦遇到可疑情况,应密切观察,多做检查,做到早期确诊、及时处理,避免严重后果。由于筋膜间室综合征筋膜间室内压力增高所致,早期地切开减压是有效的治疗手段。要达到减压的目的,就要把筋膜间室的筋膜彻底打开。早期的彻底切开减压是防止肌肉、神经发生坏死及永久性功能损害的有效方法。

(二)感染

开放性胫腓骨骨折行钢板内固定后,发生感染的概率最高。Johner 和 Wruhs 报告当开放性胫腓骨骨折应用钢板内固定时,感染率增加到 5 倍。但随着医疗技术和医药的不断发展,感染的发生率明显下降。尽管如此,仍不可小视。对于开放性胫腓骨骨折,有条件地选择胫骨交锁髓内钉和外支架固定是明智的。一旦感染发生,应积极治疗。先选择有效的药物及充分引流,感染控制后,应充分清创,清除坏死组织、骨端间的无血运组织及死骨,然后在骨缺损处植入松质骨条块,闭合创口,放置引流管作持续冲洗引流,引流液中加入有效抗生素,直至冲洗液多次培养阴性。如果原有的内固定已经失效,或妨碍引流,则必须取出原有的全部内固定物,改用外支架固定。如果创口无法直接闭合,应选择肌皮瓣覆盖,或者二期闭合。

(三)骨延迟愈合、不愈合和畸形愈合

胫腓骨骨折的愈合时间较长,不愈合的发生率较高。导致胫腓骨骨折延迟愈合、不愈合的原因很多,大致可以分为骨折本身因素和处理不当两大类,多以骨折本身因素为主,多种原因同时存在。

1.骨延迟愈合

Russel 在 1996 年对胫骨骨折的愈合期提出了一般标准。①闭合-低能量损

伤:10～14 周。②闭合-高能量损伤:12～16 周。③开放性骨折:16～26 周。④Castilo Ⅲb Ⅲc:30～50 周。一般胫骨骨折超过时限尚未愈合,但比较不同时期的系列 X 线片,它仍处于愈合过程中,可以诊断骨延迟愈合。根据不同资料统计有 1%～17%。在骨折治疗过程中,必须定期复查,确保固定可靠,指导循序功能锻炼,促进康复。

对于胫骨骨折骨延迟愈合,如果骨折固定稳定、可靠,则可以在石膏固定保护下及时加强练习负重行走,给以良性的轴向应力刺激,以促进骨折愈合。当然也可以在骨折周围进行植骨术,方法简单,创伤小。另外,还可以采用电刺激疗法。

2.骨不愈合

一般胫骨骨折超过时限尚未愈合,X 线上有骨端硬化,髓腔封闭;骨端萎缩疏松,中间有较大的间隙;骨端硬化,相互间成为杵臼状假关节等。以上 3 种形式的任何 1 种,可以诊断骨不愈合。骨不愈合的患者在临床上常有疼痛、负重疼痛、不能负重,局部在应力下疼痛、压痛、小腿成角畸形、异常活动等。

胫骨的骨延迟愈合和不愈合的界限不是很明确的、骨延迟愈合的患者,患肢可以负重,以促进骨折愈合,但如果是骨不愈合患者,过多的活动反而会使骨折端形成假关节,所以应该采取积极的手术治疗。可靠的固定和改善骨折端周围的软组织血运是主要的手段。

对于胫骨骨不愈合,如果骨折端已有纤维连接,骨折对位、对线可以接受时,简单有效的治疗方法是在胫骨骨折部位行松质骨植骨,术中注意保护局部血液循环良好的软组织,骨折部不广泛剥离,不打开骨折端。胫骨前方软组织菲薄,可能不适合植骨,可以行后方植骨。

对于骨折位置不能接受,骨端硬化,纤维组织愈合差者,需要暴露骨折端,打通髓腔,采用LC-DCP、胫骨交锁髓内钉、外固定支架重新进行可靠的固定,再在骨折端周围、髓腔内植入松质骨条块。

如果是骨折处局部有瘢痕或皮肤缺损引起的骨不愈合,改善局部血运则有利于骨折的愈合。可以选用腓肠肌内侧头肌皮瓣转位覆盖胫前中及上 1/3 皮肤缺损;比目鱼肌肌皮瓣转位覆盖胫骨中下段皮肤缺损;也可以用带旋髂血管的皮肤髂骨瓣游离移植修复胫骨缺损和局部皮肤缺损。

对于骨缺损引起的骨不愈合,可以根据骨缺损的情况采取不同的方法。如果骨缺损不是很大,在5～7 cm 以内,可以取同侧髂骨块嵌入胫骨骨缺损处植骨。骨缺损在 5～7 cm,可以采用带血管的游离骨移植术。

3.畸形愈合

胫骨骨折的畸形容易发现,一般都得到及时的纠正,畸形愈合的发生率较低。但粉碎性骨折、有软组织或骨缺损及移位严重者,容易发生畸形愈合,注意及时发现,早期处理。前文亦已提及,在胫骨近1/3骨折采用交锁髓内钉治疗,极易发生成角畸形。

从理论上讲,凡是非解剖愈合,都是畸形愈合。但许多非解剖愈合,其功能和外观都是可以接受的。所以判断骨折畸形愈合要看是否是造成了肢体功能障碍或有明显的外观畸形。这也可以作为骨折畸形愈合是否需要截骨矫形的标准。

4.创伤性关节炎、关节功能障碍

由于骨折涉及关节,骨折固定时间长、固定不当,骨折畸形愈合,筋膜间室综合征后遗症等原因,都会造成创伤性关节炎、关节功能障碍。无论是创伤性关节炎还是关节功能障碍,一旦发生,都缺少有效的治疗方法,关键在于预防。

5.爪状趾畸形

小腿的后筋膜间室综合征会遗留爪状趾畸形;胫骨下段骨折骨痂形成后,趾长伸肌在骨折处粘连也可引起爪状趾畸形。爪状趾畸形可以影响穿鞋、袜,也可能影响行走,应注意预防。患者早期要练习伸屈足趾运动。如果爪状趾畸形严重,被动牵引不能纠正,可以行趾关节融合术或屈趾长肌切断固定术等。

六、护理要点

(一)牵引和固定的护理

石膏固定要密切观察患肢的疼痛程度和足趾背伸和跖屈及末梢循环情况。如怀疑神经受压,应立即减压。保持有效的牵引,做好皮肤护理,预防压疮。外固定后要把小腿抬高置于中立位。每天2次消毒固定针针眼周围皮肤,预防固定针感染。内固定时要观察伤口渗血渗液,以防感染。采用螺丝钉或钢板固定后,要注意预防关节僵硬。

(二)功能锻炼

早期进行股四头肌的等长收缩,足趾和髌骨的被动及主动活动。跟骨牵引者,要进行髌骨被动活动和抬臀运动,以防跟腱挛缩。内固定早期做膝关节屈曲活动。除去外固定后,逐渐负重活动。

第七章　足踝部损伤的治疗

第一节　踝关节骨折

一、概述

踝部骨折是最常见的关节内骨折,它包括单踝骨折、双踝骨折、三踝骨折等。多为闭合性骨折,开放骨折亦不少见。

踝关节由胫骨和腓骨的下端与距骨构成。胫骨下端略呈四方形,其端面有凹的关节面,与距骨体的上关节面相接触。其内侧有向下呈锥体状的内踝,与距骨体内侧关节面相接触。内踝后面有一浅沟,胫骨后肌和趾长屈肌的肌腱由此通过。内踝远端有两个骨性突起,即前丘和后丘。胫骨下端的前后缘呈唇状突出,分别称为前踝和后踝。胫骨远端外侧有一凹陷,称为腓骨切迹,与腓骨远端相接触。在胫骨的腓骨切迹下缘处有一小关节面,与腓骨外踝形成关节,其关节腔是踝关节腔向上延伸的一部分。腓骨下端的突出部分称为外踝。外踝与腓骨干有 10°～15°的外翻角。外踝后有腓骨长短肌肌腱通过。外踝比内踝窄但较长,其尖端比内踝尖端低,且位于内踝后方。胫腓两骨干间由骨间膜连接为一体,下端的骨间膜特别增厚形成胫腓骨间韧带。在外踝与胫骨之间,前方有外踝前韧带,后方有外踝后韧带和胫腓横韧带。这些韧带使胫腓骨远端牢固地连接在一起,并将胫骨下端的关节面与内、外、前、后踝的关节面构成踝穴。踝穴的前部稍宽于后部,下部稍宽于上部。踝穴与距骨体上面的关节面构成关节。距骨体前端较后端稍宽,下部较顶部宽,与踝穴形态一致,故距骨在踝穴内较稳定。由于结构上的这些特点,踝关节在跖屈时,距骨较窄的后部进入踝穴,距骨在踝穴内可有轻微运动;踝关节背伸时,距骨较宽的前部进入踝穴,使踝关节无侧向运动,较为稳定。踝关节背伸,距骨较宽的前部进入踝穴时,外踝又稍向外分开,踝穴较跖屈时约增宽,这种伸缩主要依靠胫腓骨下端的韧带的紧张与松弛。这种弹性同时又使距骨两侧关节面与内外踝的关节面紧密相贴,因此,踝背伸位受伤时,多造成骨折。正是这些特点,当下坡或下阶梯时,踝关节在跖屈位中,故易发生踝部韧带损伤。胫距关节承受身体重量,其中腓骨承受较少,但若腓骨变短或旋转移位,使腓骨对距骨的支撑力减弱,可导致关节退行性变。

踝关节的关节囊的前后较松弛,韧带较薄弱,便于踝关节的背伸和跖屈活动。关节囊的内外两侧紧张,且有韧带和肌肉加强。踝关节在正常活动时,踝关节两侧的关节囊和韧带能有力地控制踝关节的稳定。

踝关节周围缺乏肌肉和其他软组织遮盖,仅有若干肌腱包围。这些肌腱和跗骨间关节的活动,可以缓冲暴力对踝关节的冲击,从而减少踝关节损伤的机会。

二、病因、病理

由于外力的大小、作用方向和肢体受伤时所处的位置不同,踝关节可发生各式各样复杂的联合损伤。根据骨折发生的原因和病理变化,把踝部骨折分为外旋、外翻、内翻、纵向挤压、侧方挤压、踝关节强力跖屈、背屈骨折几型,前三型又按其损伤程度分为三度。

(一)踝部外旋骨折

小腿不动,足强力外旋;或脚着地不动,小腿强力内旋,距骨体的前外侧外踝的前内侧,迫使外踝向外旋转,向后移位,造成踝部外旋骨折。

1.踝部外旋一度骨折

外踝发生斜形或螺旋形骨折。骨折线由胫腓下关节远端的前侧开始,向后、向上斜形延伸,侧位X线片显示由前下斜向后上的斜形骨折线,骨折面呈冠状,骨折移位不多或无移位,骨折面里前后重叠。有移位时,外踝远端骨折块向后、向外移位并旋转。若暴力较大,迫使距骨推挤外踝时,胫腓下骨间韧带先断裂,骨折则发生在胫腓骨间韧带的上方之腓骨最脆弱处。此为踝部外旋一度骨折或外旋单踝骨折。

2.踝部外旋二度骨折

一度骨折发生后,如还有残余暴力继续作用,则将内踝撕脱(或内侧副韧带断裂)。此为踝部外旋二度骨折或外旋双踝骨折。

3.踝部外旋三度骨折

二度骨折发生后,仍有残余暴力继续作用,此时内侧副韧带牵制作用消失,距骨向后外及向外旋转移位,撞击胫骨后缘造成后踝骨折。此为踝部外旋三度骨折或外旋三踝骨折。

(二)踝部外翻骨折

患者自高处跌下,足内缘触地,或步行在不平的道路上,足底外侧踩上凸处,或小腿远段外侧直接受撞击时,使足突然外翻,造成踝部外翻骨折。

1.踝部外翻一度骨折

踝部外翻时,暴力先作用于内侧副韧带,因此韧带较坚强,不易断裂,遂将内踝撕脱。内踝骨折线往往为横形或斜形,与胫骨下关节面对平,骨折移位不多。此为踝部外翻一度骨折或外翻单踝骨折。

2.踝部外翻二度骨折

一度骨折发生后,还有残余暴力继续作用,距骨体推挤外踝的内侧面,迫使外踝发生横形或斜形骨折。骨折面呈矢状位,内外踝连同距骨发生不同程度地向外侧移位。若外踝骨折前,胫腓骨间韧带发生断裂,则外踝骨折多发生在胫腓骨间韧带以上的腓骨下段薄弱部位,有时也可发生在腓骨干的中上段。此为踝部外翻二度骨折或外翻双踝骨折。

3.踝部外翻三度骨折

二度骨折发生后,仍有残余暴力继续作用,偶可发生胫骨的后踝骨折。此为踝部外翻三度骨折或外翻三踝骨折。

(三)踝部内翻骨折

患者自高处跌下时,足外缘触地,或小腿下段内侧受暴力直接撞击,或步行在不平的道路上,脚底内侧踩上凸处,使脚突然内翻,均可造成踝部内翻骨折。

1.踝部内翻一度骨折

踝部内翻时,暴力首先作用于外侧副韧带,由于此韧带较薄弱,故暴力较多造成韧带损伤,偶亦有外踝部小块或整个外踝的横形撕脱骨折。此为踝部内翻一度骨折或内翻双踝骨折。

2.踝部内翻二度骨折

一度骨折发生后,还有残余暴力继续作用,迫使距骨强力向内侧移位,撞击内踝,造成内踝骨折。骨折线位于内踝的上部与胫骨下端关节面接触处,并向上、向外。此为踝部内翻二度骨折或内翻单踝骨折。

3.踝部内翻三度骨折

二度骨折发生后,仍有残余暴力继续作用,偶可发生胫骨后踝骨折,称为踝部内翻三度骨折或内翻三踝骨折。

(四)纵向挤压骨折

患者由高处落下,足底触地,可引起胫骨下端粉碎骨折,腓骨下端横断或粉碎骨折。此时,若有踝关节急骤地过度背伸或跖屈,胫骨下关节面的前缘或后缘因受距骨体的冲击而发生挤压骨折。前缘骨折,距骨随同骨折块向前移位。后缘骨折,距骨随骨折块向后移位。

(五)侧方挤压骨折

内外踝被夹挤于两重物之间,造成内外踝骨折。骨折多为粉碎型,移位不多。常合并皮肤损伤。

(六)胫骨下关节面前缘骨折

胫骨下关节面前缘骨折可由两个完全相反的机制造成。一是当足部强力跖屈(如踢足球时),迫使踝关节囊的前壁强力牵拉胫骨下关节面的前缘,造成胫骨下关节面前缘的撕脱骨折。骨折块往往很小,但移位明显。二是由高处落下,足部强力背伸位,距骨关节面向上、向前冲击胫骨下关节面前部,造成胫骨下关节面前缘大块骨折。距骨随同骨折块向前、向上移位。

三、诊断

患者多有在走路时不慎扭伤踝部,自高处落下跌伤踝部,或重物打击踝部的病史。伤后觉踝部剧烈疼痛,不能行走,严重者有患部的翻转畸形。踝部迅速肿胀,踝部正侧位 X 线摄片常能显示骨折的有无。在踝部骨折的诊断中,在确定骨折存在的同时,还应判断造成损伤的原因。因为不同的损伤,在 X 线片上有时可有相同的骨折征象,但其复位和固定方法则完全不同。因此,在诊断踝部骨折时,必须仔细研究踝关节正侧位 X 线片,详细询问患者受伤历史,仔细检查,以确定损伤的原因和骨折发生机制,从而正确地拟定整复和固定的方法。

四、治疗

踝关节既支持全身重量,又有较为灵活的运动。因此,踝部骨折的治疗既要保证踝关节的稳定性,又要保证踝关节活动的灵活性。这就要求踝部骨折后应尽量达到解剖对位,并较早地进行功能锻炼,使骨折愈合后能符合关节活动的力学要求。在治疗方法上,当闭合复位失败时,应及时考虑切开复位与内固定,从而恢复踝关节的稳定,并使踝穴结构能适应距骨活动的要求,避免术后发生关节疼痛。

(一)手法整复超关节夹板局部外固定

1.整复手法

普鲁卡因腰麻或坐骨神经阻滞麻醉,患者平卧,髋关节、膝关节各屈曲90°。一助手站于患肢外侧,用双手抱住大腿下段。另一助手站于患肢远端,一手握足前部,一手托足跟。在踝关节跖屈位,顺着原来骨折移位方向轻轻用力向下牵引。内翻骨折先内翻位牵引,外翻骨折先外翻位牵引。无内外翻畸形而仅是两踝各向内外侧方移位的骨折,则垂直牵引。牵引力量不能太大,更不能太猛,以免加重内、外侧韧带损伤。

在一般情况下,外翻骨折都伴有一定程度的外旋,内翻骨折都伴有一定程度的内旋。所以在矫正内、外翻畸形前,首先应矫正旋转畸形。牵引足部的助手将足内旋或外旋,矫正外旋或内旋畸形。然后改变牵引方向,外翻骨折的牵引方向由外翻逐渐变为内翻,内翻骨折的牵引方向由内翻逐渐变为外翻。同时术者两手在踝关节上、下对抗挤压,内外翻畸形即可纠正,骨折即可复位。

对有下胫腓联合分离的病例,术者用两手掌贴于内、外踝两侧,嘱助手将足稍稍旋转,术者两手对抗扣挤两踝,下胫腓联合分离即可消失,距骨内、外侧移位即可整复。在外翻或外旋型骨折,合并下胫腓联合分离,外踝骨折发生在踝关节以上时,对腓骨下端骨折要很好地整复。只有将腓骨断端正确复位,下胫腓联合分离消除,外踝才能稳定。

距骨有后脱位的病例,术者一手把住小腿下端向后推,一手握住足前部向前拉,后脱位的距骨即回到正常位置。

骨折块不超过胫骨下关节面1/3的后踝骨折病例,应先整复固定内、外两踝,然后再整复后踝。整复后踝时,术者一手握胫骨下端向后推,一手握足向前拉,慢慢背屈,利用紧张的后侧关节囊把后踝拉下,使后踝骨折块复位。

骨折块超过胫骨下关节面1/3以上的后踝骨折,因距骨失去支点,踝关节不能背屈,越背屈距骨越向后移位,后踝骨折块随脱位的距骨越向上变位。手法复位比较困难。可采用经皮钢针撬拨复位。

手法整复完毕,应行 X 线摄片检查,骨折对位满意后,行局部夹板固定。

2.固定方法

(1)固定材料:木板 5 块,内、外、后 3 块等长,长度上自腘窝下缘,下齐足跟,宽度内外侧板与患者小腿前后径等宽,后侧板与患者小腿横径等宽;前侧板两块,置于胫骨嵴两侧,宽度1～2 cm,长度上自胫骨结节下缘,下到内外踝上缘,以不妨碍踝关节背屈 90°为准。梯形纸垫2 个,塔形纸垫 3 个。

(2)固定方法:骨折整复后,踝部敷上消肿止痛中药,用绷带缠绕。在内外两踝上方凹陷处各放一塔形垫,两踝下方凹陷处各放一梯形垫,纸垫厚度与踝平,以夹板不压迫踝顶为准。在跟骨上方凹陷处放一塔形垫,以夹板不压迫跟部为准。用胶布将纸垫固定。最后放上 5 块夹板,并用 3 根布条捆扎。术后即可开始脚趾和踝关节背伸活动。2 周后可扶拐下地逐渐负重步行。3 周后可解开固定行按摩。4 周后去固定,练习步行和下蹲活动,并用中药熏洗。

(二)手术切开整复内固定

手术切开整复内固定适用于下列情况。

1.严重开放性骨折

清创时,即可将骨折整复内固定。

2.内翻型骨折

内踝骨块较大,波及胫骨下关节面 1/2 以上者。

3.外旋型骨折

内踝撕脱骨折,骨折整复不良,或有软组织夹在骨折线之间,引起骨折纤维愈合或不愈合的病例。

4.大块骨折

足强度背屈所造成胫骨下关节面前缘大块骨折。

(三)踝关节融合术

踝部严重粉碎性骨折,日后难免发生创伤性关节炎;或踝部骨折整复不良,发生创伤性关节炎,严重影响行走的病例,可行踝关节融合术治疗。

(四)药物治疗

按骨折三期辨证用药。一般中期以后应注意舒筋活络、通利关节;后期局部肿胀难消,应行气活血、健脾利湿;关节融合术后须补肾壮骨,促进愈合。早期淤血凝聚较重,宜服用桃红四物汤加木瓜、田七、三棱等,或配服云南白药、伤科七厘散等。中期内服接骨丹和正骨紫金丹,外敷接骨膏。后期拆除夹板,石膏固定后,用伤科洗方熏洗患部,每天 1~2 次。

(五)练功活动

整复固定后,鼓励患者活动足趾和踝部背伸活动。双踝骨折从第 2 周起,可在保持夹板固定的情况下加大踝关节的主动活动范围,并辅以被动活动。被动活动时,术者一手握紧内、外侧夹板,另手握前足,只做背伸和跖屈,但不做旋转或翻转活动。3 周后可将外固定打开,对踝关节周围的软组织(尤其是肌腱经过处)进行按摩,理顺经络,点按商丘、解溪、丘墟、昆仑、太溪等穴,并配合中药熏洗。在袜套悬吊牵引期间亦应多做踝关节的伸屈活动。

(六)其他疗法

内外踝骨折,闭合复位不满意,后踝骨折块超过 1/3 关节面,开放型骨折等,行切开复位内固定术。陈旧性骨折复位效果不佳并有创伤性关节炎者,可行踝关节融合术。

第二节　跟骨骨折

跟骨骨折是常见骨折,占全身骨折的 2%。以青壮年最多见,严重损伤后易遗留伤残。至今仍没有一种大家都能认可的分类及治疗方法。应用 CT 分类跟骨骨折,使我们对跟骨关节内骨折认识更加清楚。像其他部位关节内骨折一样,解剖复位、坚强内固定、早期活动是达到理想功能效果的基础。

一、分类

跟骨骨折根据骨折线是否波及距下关节分为关节内骨折和关节外骨折。

(一)关节内骨折

1.Essex-Lopresti 分型法

根据 X 线检查把骨折分为舌状骨折和关节塌陷型骨折。缺点是关节塌陷型包含了过多骨折,对于骨折评价和临床预后带来困难。

(1)A 型:无移位骨折。

(2)B_1 型:舌状骨折。

(3)B_2 型:粉碎性舌状骨折。

(4)C_1 型:关节压缩型。

(5)C_2 型:粉碎性关节压缩型。

(6)D 型:粉碎性关节内骨折。

2.Sanders CT 分型法

Sanders 根据后关节面的三柱理论,通过初级和继发骨折线的位置分为若干亚型,其分型基于冠状面 CT 扫描(图 7-1)。在冠状面上选择跟骨后距关节面最宽处,从外向内将其分为 A、B、C 三部分,分别代表骨折线位置。这样,就可能有四部分骨折块、三部分关节面骨折块和二部分载距突骨折块。

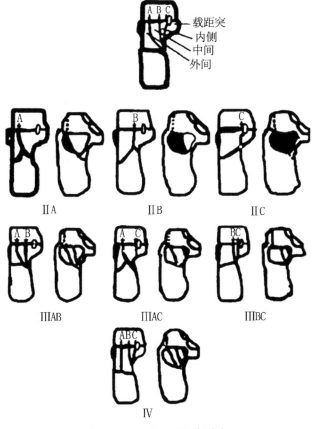

图 7-1 Sanders CT 分型法

（1）Ⅰ型:所有无移位骨折。

（2）Ⅱ型:二部分骨折,根据骨折位置在 A、B 或 C 又分为ⅡA、ⅡB、ⅡC骨折。

（3）Ⅲ型:三部分骨折,同样,根据骨折位置在 A、B 或 C 又分为ⅢAB、ⅢBC、ⅢAC 骨折,典型骨折有一中央压缩骨块。

（4）Ⅳ型:骨折含有所有骨折线,ⅣABC。

(二)关节外骨折

按解剖部位关节外骨折可分为:①跟骨结节骨折。②跟骨前结节骨折。③载距突骨折。④跟骨体骨折(图 7-2)。

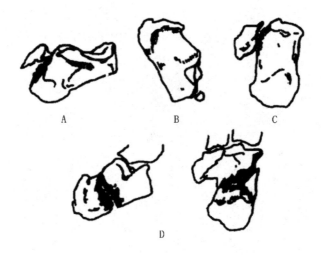

图 7-2　跟骨关节外骨折

A.跟骨结节骨折;B.跟骨前结节骨折;C.载距突骨折;D.跟骨体骨折

二、关节内骨折

关节内骨折约占所有跟骨骨折的70%。

(一)损伤机制与病理

由于跟骨形态差异、暴力大小方向和足受伤时位置不同,可产生各种类型跟骨后关节面粉碎性骨折。但在临床中常会出现以下3种情况:①跟骨骨折后,载距突骨折块总是保持原位,和距骨有着正常关系。骨折线常位于跟距骨间韧带外侧。②关节压缩型骨折较常见,Sanders Ⅱ型骨折较常见。后关节面骨折线常位于矢状面,且多将后关节面分为两部分,内侧部分位于载距突上,外侧部分常陷于关节面之下,并由于距骨外侧缘撞击而呈旋转外翻,陷入跟骨体内。③由于距骨外侧缘撞击跟骨后关节面,使骨折进入跟骨体内,从而推挤跟骨外侧壁突出隆起,使跟腓间距减小,产生跟腓撞击综合征和腓骨肌腱嵌压征(图7-3)。

跟骨骨折后可出现:①跟骨高度丧失,尤其是内侧壁。②跟骨宽度增加。③距下关节面破坏。④外侧壁突起。⑤跟骨结节内翻。因此,如想恢复跟骨功能,应首先恢复距下关节面完整和跟骨外形。

(二)临床表现

骨折多发生于高处坠落伤或交通事故伤。男性青壮年多见。伤后足在数小时内迅速肿胀,皮肤可出现水泡或血泡。如疼痛剧烈,足感觉障碍,被动伸趾引起剧烈疼痛时,应注意足骨筋膜室综合征的可能。亦应注意全身其他合并损伤,如脊柱、脊髓损伤。

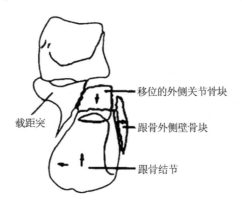

载距突
移位的外侧关节骨块
跟骨外侧壁骨块
跟骨结节

图 7-3　骨折后病理改变

(三)诊断

1.X 线检查

足前后位 X 线平片可见骨折是否波及跟骰关节,侧位可显示跟骨结节角和交叉角(Gissane 角)变化,跟骨高度降低,跟骨轴位可显示跟骨宽度变化及跟骨内、外翻。Broden 位(图 7-4)是一种常用的斜位,可在术前、术中了解距下关节面损伤及复位情况。投照时,伤足内旋 40°,X 线球管对准外踝并向头侧分别倾斜 10°、20°、30°、40°。

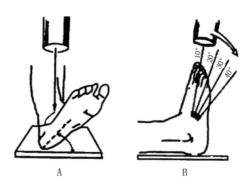

A　　　　　B

图 7-4　Broden 投照方法

A.正面观;B.侧面观

2.CT 检查

关节内骨折应常规行 CT 检查,以了解关节面损伤情况,必要时行螺旋 CT 进行三维重建。

(四)治疗

对于跟骨关节内骨折是行手术治疗还是非手术治疗,多年来一直存在争论。CT分类使我们对关节内骨折的病理变化更加清楚,使用标准入路和术中透视可明显减少手术并发症。各种专用钢板的出现,使内固定更加稳定,患者可早期活动。跟骨关节内骨折如要获得好的功能,应该解剖复位跟骨关节面及跟骨外形,但即使是达到解剖复位也不能保证一定可以获得好的功能。

1.治疗应考虑的因素

(1)年龄:老年患者,骨折后关节易僵硬,且骨质疏松,不易牢固内固定,一般50岁以上的患者,以非手术治疗为宜。

(2)全身情况:如合并较严重糖尿病、周围血管疾病,身体极度虚弱,或合并全身其他部位损伤不宜手术时,应考虑非手术治疗。

(3)局部情况:足部严重肿胀、皮肤水泡,不宜马上手术,应等1~2周肿胀消退后方可手术。开放性损伤时,如软组织损伤较重,可用外固定器固定。

(4)损伤后时间:手术应在伤后3周内完成。如果肿胀、水泡或其他合并损伤而不能及时手术时,采用非手术治疗。

(5)骨折类型:无移位或移位<2 mm时,采用非手术治疗。Sanders Ⅱ、Ⅲ型骨折应选用切开复位。虽然关节面骨折块无明显移位,但跟骨体骨折移位较大,为减少晚期并发症,也应切开复位,内固定。关节面严重粉碎性骨折,恢复关节面形态已不可能,可选用非手术治疗。如有条件,也可在恢复跟骨外形后一期融合距下关节。

(6)医师的经验和条件:手术切开有一定的技术和设备条件要求,如不具备时,应将患者转到其他有条件医院治疗或选用非手术方法治疗。不能达到理想复位及固定的手术,不如不做。

2.治疗方法

(1)功能疗法:功能疗法适用于无移位或少量移位骨折,或年龄较大、功能要求不高或有全身并发症不适于手术治疗的患者。

适应证及禁忌证:无移位或少量移位骨折,应用此方法,可早期活动,较早恢复足的功能。但对移位骨折由于未复位骨折可能会遗留足跟加宽,结节关节角减小,足弓消失及足内、外翻畸形等,患者多不能恢复正常功能。

具体操作方法:伤后立即卧床休息,抬高患肢,并用冰袋冷敷患足,24小时后开始主动活动足距小腿关节,3~5天后开始用弹性绷带包扎,1周左右可开始拄拐行走,3周后在保护下或穿跟骨矫形鞋部分负重,6周后可完全负重。伤后

4个月可逐渐开始恢复轻工作。

（2）闭合复位疗法：用手法结合某些器械或钢针复位移位的骨折。有以下
两种方法。

Bahler法：在跟骨结节下方及胫骨中下段各横穿一钢针，做牵引和反牵引，
以期恢复结节关节角和跟骨宽度及距下关节面，逐渐夹紧则可将跟骨体部恢复
正常，透视位置满意后，石膏固定足于中立位，并将钢针固定于石膏之中。内、外
踝下方及足跟部仔细塑形，4~6周去除石膏和钢针，开始活动足距小腿关节。
此方法由于不能够较好恢复距下关节面，疗效不满意，现已很少采用。

Essex-Eopresti法：患者取俯卧位，在跟腱止点处插入一根斯氏针，针尖沿跟
骨纵轴向前并略微偏向外侧，达后关节面下方后撬起。撬拨复位后再用双手在
跟骨部做侧方挤压，侧位及轴位透视，位置满意后，将斯氏针穿入跟骨前方。粉
碎性骨折时，也可将斯氏针穿过跟骰关节，然后用石膏将斯氏针固定于小腿石膏
管型内。6周后去除石膏和斯氏针。此方法适用于某些舌状骨折。由于石膏固
定，功能恢复较慢。

（3）切开复位术：可在直视下复位关节面骨块和跟骨外侧壁，结合牵引可同
时恢复跟骨轴线并纠正短缩和内、外翻。使用钢板螺钉达到较坚强固定，可使患
者早期活动。尽快地恢复足的功能，避免了由于复位不良带来的各种并发症。

患者体位取单侧骨折侧卧位，如为双侧骨折，则取俯卧位。切口采用外侧
"L"形切口。纵形切口位于跟腱和腓骨长短肌腱之间，水平切口位于外踝尖部和
足底皮肤之间。切开皮肤后，从骨膜下翻起皮瓣，显露距下关节和跟骰关节，用
3根克氏针从皮瓣下分别钻入腓骨、距骨和骰骨后，向上弯曲以扩大显露。腓肠
神经位于皮瓣中，注意不要损伤。复位，掀开跟骨外侧壁，显露后关节面。寻找
骨折线，认清关节面骨折情况。取出载距突关节面外侧压缩移位的关节内骨折
块。使用Schanz针或跟骨牵引，先内翻跟骨结节，同时向下牵引，再外翻，以纠
正跟骨短缩及跟骨结节内翻，使跟骨内侧壁复位，用克氏针维持复位。然后把取
出的关节面骨折块复位，放回外侧壁并恢复Gissane角和跟骰关节面，克氏针固
定各骨折块。透视检查骨折位置，尤其是Broden位查看跟骨后关节面是否完全
复位。如骨折压缩严重，空腔较大，可使用骨移植，但一般不需要骨移植。根据
骨折类型选用钢板和螺钉固定，如可能，螺钉应固定外侧壁到对侧载距突下骨皮
质上，以保证固定确实可靠。少数严重粉碎性骨折，需要加用内侧切口协助复位
固定。固定后，伤口放置引流管或引流条，关闭伤口，2周拆线。伤口愈合良好
时，开始活动，6~10周穿行走靴部分负重。12~16周去除行走靴负重行走，逐

渐开始正常活动。

(4)关节融合术:严重粉碎性骨折的年轻患者对功能要求较高时,切开难以达到关节面解剖复位,非手术治疗又极有可能遗留跟骨畸形而影响功能。一期融合并同时恢复跟骨外形可缩短治疗时间,使患者尽快地恢复工作。在切开复位时,亦应有做关节融合术的准备,一旦不能达到较好复位,也可一期融合距下关节。手术时用磨钻磨去关节软骨,大的骨缺损可植骨,用钢板维持跟骨基本外形,用 1 枚 6.5 mm 或 7.3 mm 直径的全长螺纹空心螺钉经导针从跟骨结节到距骨。

(五)并发症

1.伤口皮肤坏死感染

外侧入路"L"形切口时,皮瓣角部边缘有可能发生坏死,所以手术时应仔细操作,避免过度牵拉。一旦出现坏死,应停止活动。如伤口感染,浅部感染,可保留内置物,伤口换药,有时需要皮瓣转移。深部感染,需取出钢板和螺钉。

2.神经炎、神经瘤

手术时可能会损伤腓肠神经,造成局部麻木或形成神经瘤后引起疼痛。如疼痛不能缓解,可切除神经瘤后,将神经残端埋入腓骨短肌中。在非手术治疗时,由于跟骨畸形愈合后内侧挤压刺激胫后神经分支引起足跟内侧疼痛,非手术治疗无效时,可手术松解。

3.腓骨肌腱脱位、肌腱炎

骨折后由于跟骨外侧壁突出,缩小了跟骨和腓骨间隙,挤压腓骨长短肌腱引起肌腱脱位或嵌压。手术时切开腱鞘使肌腱直接接触距下关节或螺钉、钢板的摩擦及手术后瘢痕也是引起肌腱炎的原因。腓骨肌腱脱位、嵌压后,如患者有症状,可手术切除突出的跟骨外侧壁,扩大跟骨和腓骨间隙。同时紧缩腓骨肌上支持带,加深外踝后侧沟。

4.距下关节和跟骰关节创伤性关节炎

由于关节面骨折复位不良或关节软骨的损伤,距下关节和跟骰关节退变产生创伤性关节炎,关节出现疼痛及活动障碍。可使用消炎止痛药物、理疗和支具等治疗,如症状不缓解,应做距下关节或三关节融合术。

5.跟痛

跟痛可由于外伤时损伤跟下脂肪垫引起,也可因跟骨结节跖侧骨突出所致。可用足跟垫减轻症状,如无效可手术切除骨突出。

三、关节外骨折

关节外骨折占所有跟骨骨折的 30%～40%。一般由较小暴力引起,常不需手术治疗,预后较好。

(一)前结节骨折

前结节骨折可分为两种类型。撕脱骨折多见,常由足跖屈、内翻应力引起。分歧韧带或伸趾短肌牵拉跟骨前结节附着部造成骨折。骨折块较小并不波及跟骰关节。足强力外展造成跟骰关节压缩骨折较少见,骨折块常较大并波及跟骰关节,骨折易被误诊为踝扭伤。骨折后距下关节活动受限,压痛点位于前距腓韧带前 2 cm 处,向下 1 cm。检查者也可用跚指置于患者外踝尖部,中指置于第 5 跖骨基底尖部,示指微屈后指腹正好落在前结节压痛点。加压包扎免负重 6～8 周,预后也较好。

(二)跟骨结节骨折

跟骨结节骨折也有两种类型:一种是腓肠肌突然猛烈收缩牵拉跟腱附着部,发生跟骨后部撕脱骨折;另一种为直接暴力引起的跟骨后上鸟嘴样骨折(图 7-5)。骨折移位较大时,跟骨结节明显突出,有时可压迫皮肤坏死。畸形愈合后可使穿鞋困难。借助 Tompson 试验可帮助判断是否跟腱和骨块相连。有时骨块可连带部分距下关节后关节面。骨折无移位或有少量移位时,用石膏固定患足跖屈位固定 6 周。骨折移位较大时,应手法复位,如复位失败可切开复位,螺钉或钢针固定。

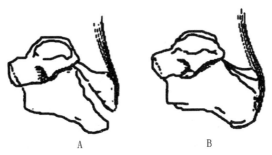

图 7-5　跟骨结节骨折

A.撕脱骨折;B.鸟嘴样骨折

(三)跟骨结节内、外侧突骨折

单纯跟骨结节内、外侧突骨折少见且常常无移动位,相比较而言,内侧突更易骨折。骨折常由足内或外翻时受到垂直应力而产生的剪切力作用所致,通过跟骨轴位或 CT 检查可做出诊断。无移位或少量移位时可用小腿石膏固定 8～10 周。可闭式复位,经皮钢针或螺钉固定。如果骨折畸形愈合且有跟部疼痛时,可通过矫形鞋改善症状,无效者也可手术切除骨突起部位。

(四)载距突骨折

单纯载距突骨折很少见。按 Sanders 分类此类骨折为ⅡC 骨折。骨折后可偶见屈趾长肌腱卡压于骨折之中,移位骨块也可挤压神经血管束,被动过伸足趾可引起局部疼痛加重。无移位骨折可用小腿石膏固定 6 周。移位骨折可手法复位足内翻跖屈,用手指直接推挤载距突复位,较大骨折块时也可切开复位。骨折不愈合较少见,不要轻易切除载距突骨块,因为有可能失去弹簧韧带附着而致扁平足。

(五)跟骨体骨折

跟骨体骨折因不影响距下关节面,一般预后较好。骨折机制类似于关节内骨折,常发生于高处坠落伤。骨折后可有移位,如跟骨体增宽,高度减低,跟骨结节内外翻等。此类骨折除常规 X 线摄片外,还应行 CT 检查,以明确关节面是否受累及骨折移位情况。骨折移位较大时,可手法复位石膏外固定或切开复位、内固定。

第三节　跖　骨　骨　折

跖骨又称脚掌骨,是圆柱状的小管状骨,并列于前足,从内向外依次为第 1～5 跖骨,每根跖骨均由基底部、干部、颈部、头部等构成。5 个跖骨中,以第 1 跖骨最短,同时最坚强,在负重上亦最重要。第 1 跖骨在某些方面与第 1 掌骨近似,底呈肾形,与第 2 跖骨基底部之间无关节,亦无任何韧带相接,具有相当的活动度,它的跖面通常有 2 个籽骨。外侧 4 个跖骨基底部之间均有关节相连,借背侧、跖侧及侧副韧带相接,比较固定,其中尤以第 2、3 跖骨最稳定。第 4 跖骨基底部呈四边形,与第 3、5 跖骨相接。第 5 跖骨基底部大致呈三角形,这两根跖骨具有少量活动度。第 1、2、3 跖骨基底部,分别与 1、2、3 楔骨相接;第 4、5 跖骨基底部,与骰骨相接,共同构成微动的跖跗关节。第 1～5 跖骨头分别与第 1～5 趾骨近节基底部相接,构成跖趾关节。第 5 跖骨基底部张开,形成粗隆,向外下方突出,超越骨干及相邻骰骨外面,是足外侧的明显标志。在所有附着于第5跖骨基底部的肌肉中,只有腓骨短肌腱有足够的力量导致撕脱骨折的发生,而不是肌腱断裂。

第1与第5跖骨头是构成足内外侧纵弓前方的支重点,与后方的足跟形成整个足部的3个负重点。5根跖骨之间又构成足的横弓,跖骨骨折后必须恢复上述关系,以便获得良好负重功能。跖骨骨折是足部最常见的骨折,多发生于成年人。

一、发病机制

跖骨骨折多由直接暴力,如压砸或重物打击而引起,以第2、3、4跖骨较多见,可多根跖骨同时骨折。间接暴力如扭伤等,亦可引起跖骨骨折,如第5跖骨基底部撕脱骨折。长途跋涉或行军则可引起疲劳骨折。骨折的部位可发生于基底部、骨干及颈部。

按骨折移位程度,可分为无移位骨折和移位骨折。由于跖骨并排排列,相互支撑,单一跖骨骨折,多无移位或仅有轻微移位。但多发跖骨骨折,由于失去了相互支撑作用,可以出现明显移位(图7-6)。

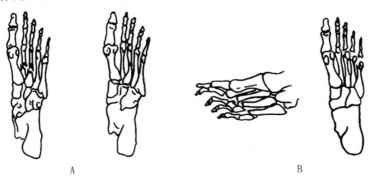

A   B

图 7-6　跖骨骨折类型
A.无移位型跖骨骨折;B.移位型跖骨骨折

按骨折线可分为横断、斜行及粉碎骨折。按骨折的部位,又可分为跖骨基底部骨折、跖骨颈部骨折、跖骨干骨折。

(一)跖骨基底部骨折

最常见的是第5跖骨基底部撕脱骨折。骨折常发生在足跖屈内翻时,腓骨短肌腱牵拉将基底部粗隆撕脱。

(二)跖骨颈骨折

骨折常因为踝跖屈、前足内收而引起。少部分也可以由直接暴力引起。由于该部血液供应主要来自从关节囊进入的干骺端血管和自跖骨干内侧中部进入的滋养血管,血供相对较差,骨折后愈合较慢。

跖骨颈部还可发生疲劳骨折,因好发于长途行军的战士,故又名行军骨折。骨骼的正常代谢是破骨和成骨活动基本上处于平衡状态,如果对它施加的应力强度增加及持续更长的时间时,骨骼本身会重新塑形以适应增加了的负荷。当破骨活动超过骨正常的生理代谢速度后,而成骨活动又不能及时加以修复时,就可在局部发生微细的骨折,继续发展就成为疲劳骨折。多发于第2、3跖骨。

(三)跖骨干骨折

跖骨干骨折多由于直接暴力所致,可为一根或多根,易发生开放性骨折。骨折端多向跖侧成角,受骨间肌的牵拉,骨折端还会有侧方移位。

跖骨骨折任何方向的成角都会出现相应的并发症,如背侧残留成角,则跖骨头部位可以出现顽固性痛性胼胝。跖侧成角残留,可导致邻趾出现胼胝,侧方移位则可以挤压胼间神经造成神经瘤。因此,有移位的骨折应尽量纠正。

二、诊断要点

外伤后足部疼痛剧烈、压痛、明显肿胀,活动功能障碍,纵向叩击痛,不能用前足站立和行走,碾压伤者可以合并严重的肿胀和瘀斑。

跖骨骨折应常规摄前足正、斜位X线片。跖骨疲劳骨折最初为前足痛,劳累后加剧,休息后减轻,X线可能无异常,3~4周后,可以发现骨膜反应,骨折线多不清楚,在局部可摸到有骨隆凸,不要误诊为肿瘤,由于没有明显的暴力外伤史,诊断常被延误。第5跖骨基底部撕脱骨折,就诊患者为儿童时,应注意与骨骺相区别:儿童跖骨基底部骨骺在X线上表现为一和骨干平行的亮线,且边缘光滑。成人应与腓骨肌籽骨相鉴别,这些籽骨边缘光滑、规则、且为双侧性,局部多无症状。而骨折块多边缘毛糙,认真阅片,应该不难鉴别。

三、治疗方法

跖骨骨折后,一般侧方移位错位不大,上下错位应力求满意复位。尤其是第1和5跖骨头为足纵弓3个支撑点的其中两个,因此在1、5跖骨头骨折中,一定要格外重视,以免影响足的负重。

(一)整复固定方法

无移位骨折、第5跖骨基底部骨折、疲劳骨折应局部石膏托固定4~6周。

1.手法复位外固定

(1)整复方法:①跖骨基底部骨折或合并跖跗关节脱位。在麻醉下,患者取仰卧位,一助手固定踝部,另一助手握持前足部做拔伸牵引。骨折向背、外侧移位者,术者可用两拇指置足背1、2跖跗关节处向内、下推按,余指置足底和内侧跖骨部对抗,同时握持前足部的助手将前足背伸外翻即可复位。②跖骨干部骨折。在适当麻醉下,先牵引骨折部位对应的足趾,以矫正其重叠移位,以另一手的拇指从足底部推压断端,矫正向跖侧的成角。如仍有残留的侧方移位,仍在牵引下,从跖骨之间用拇、示二指采用夹挤分骨手法迫使其复位(图7-7A、B)。③跖骨颈部骨折。颈部骨折后,短小的远折端多向外及跖侧倾斜成角突起移位。整复时,一助手固定踝部,另一助手持前足牵拉,术者两手拇指置足底远折端移位突起部,向足背推顶,余指置足背近折端扶持对抗和按压跖骨头,同时牵拉前足之助手将足趾跖屈即可。

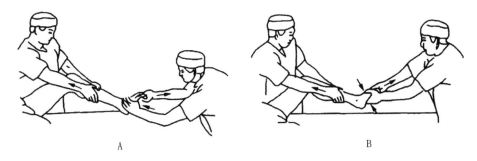

A   B

图 7-7 跖骨骨折整复法

(2)固定方法:整复后,局部外敷药膏,沿跖骨间隙放置分骨垫,胶布固定后,用连脚托板加牵引的固定方法:即连脚托板固定后,在与跖骨骨折相应的趾骨上贴上胶布,用橡皮筋穿过胶布进行牵拉,并将它固定在脚板背侧。牵引力量要适当,避免引起趾骨坏死。移位严重的多发跖骨骨折,在第1周内,应透视检查1次。固定时间6～8周。

2.外固定器复位固定

跖骨骨折也可以采取小腿钳夹固定。操作在X线透视或C形臂下进行。麻醉后,常规消毒,铺无菌治疗巾。跖骨基底部骨折合并跖跗关节脱位者,从跖骨的背、外侧和第一楔骨内下缘进针。不合并跖跗关节脱位者可以固定跖骨的背、外侧和第一跖骨基底部的内缘。固定时先将钳夹尖端刺进皮肤后,在C形臂下复位,选择稳定点进行钳夹。牢固后用无菌纱布包扎,石膏托固定,4～6周后确定骨折愈合去除外固定器,下床活动(图7-8)。

3.切开复位内固定

经闭合复位不成功或伴有开放性伤口者,可考虑切开复位内固定。

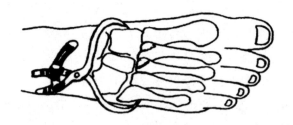

图 7-8　钳夹固定法

以骨折部为中心,在足背部做一长约 3 cm 的纵切口,切开皮肤及皮下组织,将趾伸肌腱拉向一侧,找到骨折端,切开骨膜并在骨膜下剥离,向两侧拉开软组织充分暴露骨折端,用小的骨膜剥离器或刮匙,将远折段的断端撬出切口处,背伸患趾用手摇钻将克氏针从远折段的髓腔钻入,经跖骨头和皮肤穿出,当针尾达骨折部平面时,将骨折复位,再把克氏针从近折段的髓腔钻入,直至钢针尾触到跖骨基底部为止,然后剪断多余钢针,使其断端在皮外 1～2 cm,缝合皮下组织和皮肤。第 1 跖骨干骨折最好采用克氏针交叉固定。第 5 跖骨基底粗隆部骨折也可以采用张力带固定。术后用石膏固定 4～6 周。其他内固定物如小钢板、螺丝钉等固定牢固,术后功能恢复快,患者更容易接受(图 7-9,图 7-10)。

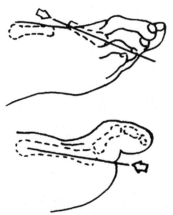

图 7-9　跖骨骨折髓内穿针固定

(二)药物治疗

按骨折三期辨证用药,早期内服活血化瘀、消肿止痛类方剂,如桃红四物汤加二花、连翘、蒲公英、地丁等清热解毒药,肿胀严重者还可以配合云苓、薏苡仁等利湿类药物治疗。中期内服新伤续断汤或正骨紫金丹。后期解除固定后,用中草药熏洗患部,加强功能锻炼。

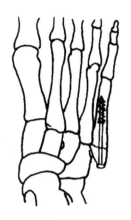

图 7-10　跖骨骨折螺钉固定

(三)功能康复

复位固定后,可做足趾关节屈伸活动。2 周后做扶拐不负重步行锻炼。解除固定后,逐渐下地负重行走,并做足底踩滚圆棍等活动,使关节面和足弓自行模造而恢复足的功能。

第四节　趾　骨　骨　折

趾骨又叫脚趾骨,除足姆趾 2 节外,余趾均 3 节,每节趾骨可分为基底部、体部、滑车部三部分。第一跖趾关节的跖侧面,有内、外两个籽骨,其他各趾间关节也可以出现籽骨。足姆趾的这种籽骨是其重要的负重结构,它可以保护足姆长屈肌腱、保护第一跖骨头,吸收应力,减少摩擦,并为足屈姆短肌腱提供一作用杠杆。

趾骨骨折多见于成年人,占足部骨折的第二位。足趾具有足的附着力的功能,可防止人在行走中滑倒,并有辅助足的推进与弹跳作用。故对趾骨骨折的治疗,应要求维持跖趾关节活动的灵活性和足趾跖面没有骨折断端突起。

一、发病机制

趾骨骨折多由踢撞硬物或重物砸伤所致,前者多为粉碎或纵裂骨折,后者多为横断或斜形骨折。第5趾骨损伤的机会较多,第 2、3、4 趾骨骨折较少发生,第

1 趾骨较粗大,其功能也较重要,第 1 趾骨近端骨折亦较常见,多为粉碎性骨折。由于跖骨头与地面的夹挤,可引起足姆趾的籽骨骨折,以内侧籽骨损伤多见,常为粉碎性。趾骨骨折常合并有皮肤或甲床的损伤,伤后亦容易引起感染。

二、诊断要点

趾骨骨折有明显外伤史,伤后患趾疼痛剧烈,肿胀,甲下有青紫瘀斑,活动受限,有移位者可以出现明显畸形。触诊可有局部压痛、纵向叩击痛、骨擦音和异常活动。根据临床症状和足的正、斜位 X 线片可以明确诊断,并观察骨折类型及移位情况。籽骨骨折者应注意先天性双籽骨和三籽骨鉴别,后者骨块光整规则,大小相等,局部无相应症状。

三、治疗方法

趾骨骨折有伤口者,应清创缝合,预防感染,甲下血肿严重者,可放血或拔甲。无移位的趾骨骨折,可用消肿止痛类中药外敷,局部外固定,3～4 周即可愈合。

(一)整复固定方法

有移位的骨折,应手法复位。在局麻下,患者仰卧位,足跟垫 1 沙袋,术者用 1 块纱布包裹骨折远端,一手拇、示二指捏住患趾近段的内外侧,另一手拇、示二指捏住患趾远段上下侧,进行相对拔伸,并稍屈趾即可复位。若有侧方移位,术者一手拇、示指捏住伤趾末节拔伸,另一手拇、示指在患趾两侧对挤使骨折端对位(图 7-11)。整复后,患趾用 2 块夹板置于趾骨背侧和跖侧固定。应注意固定不可过紧,容易影响远端血液循环,发生趾部坏死。

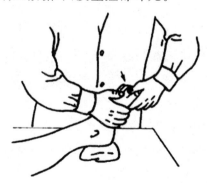

图 7-11　趾骨骨折整复手法

对于不稳定骨折者,可行趾骨及皮肤牵引固定。或者行克氏针内固定治疗。4～6 周骨折愈合后拔出克氏针,加强功能锻炼。

(二)药物治疗

药物治疗一般按骨折三期用药,初期肿胀严重者用活血类配合利湿解毒类方剂加减治疗,肿胀减轻后用活血接骨类方剂加减治疗。去除固定后应用中草药熏洗患部,促进功能恢复。

(三)功能康复

骨折整复固定后,即可进行膝关节的屈伸练习,肿胀减轻后,可下床不负重活动,3~4周后解除固定,做足趾的屈伸锻炼,早日下地行走。

参考文献

［1］于学海.现代骨科创伤与疾病［M］.长春:吉林科学技术出版社,2020.

［2］马飞,陆吉利,赵萌.骨科临床诊断与手术治疗［M］.南昌:江西科学技术出版社,2019.

［3］陈品奇.骨科临床检查与诊断［M］.昆明:云南科技出版社,2019.

［4］丰健民.骨科石膏绷带外固定技术［M］.北京/西安:世界图书出版公司,2019.

［5］王勇.临床骨科疾病诊疗研究［M］.长春:吉林科学技术出版社,2020.

［6］韦向荣,高海鹏,梁智林.骨科临床诊断与手术学［M］.长春:吉林科学技术出版社,2019.

［7］吴兴.创伤骨科疾病诊疗与康复［M］.长春:吉林大学出版社,2019.

［8］黎承军.实用骨科基础与手术技巧［M］.天津:天津科学技术出版社,2020.

［9］潘月兴.实用骨科诊疗学［M］.哈尔滨:黑龙江科学技术出版社,2020.

［10］张卫红.临床骨科疾病治疗新进展［M］.长春:吉林科学技术出版社,2019.

［11］马文辉.骨科疾病临床诊疗［M］.长春:吉林科学技术出版社,2019.

［12］张寿强.现代骨科疾病诊疗精要［M］.长春:吉林科学技术出版社,2019.

［13］张应鹏.现代骨科诊疗与运动康复［M］.长春:吉林科学技术出版社,2020.

［14］牛海平.实用创伤骨科诊疗精要［M］.长春:吉林科学技术出版社,2019.

［15］文辉.骨科疾病临床诊疗［M］.长春:吉林科学技术出版社,2019.

［16］户红卿.骨科疾病临床诊疗学［M］.昆明:云南科技出版社,2020.

［17］田智勇.临床骨科疾病诊疗学［M］.天津:天津科学技术出版社,2019.

［18］仝允辉.临床骨科疾病诊断与实践应用［M］.南昌:江西科学技术出版社,2020.

［19］张华.骨科常见疾病诊断与治疗［M］.长春:吉林科学技术出版社,2019.

［20］赵立连.临床骨科诊疗学［M］.长春:吉林科学技术出版社,2019.

［21］邢齐宁.临床骨科疾病诊疗精要［M］.长春:吉林大学出版社,2019.

［22］王富.现代骨科疾病诊断与治疗［M］.天津:天津科学技术出版社,2020.

［23］杨坚.新编临床骨科疾病综合诊治学［M］.南昌:江西科学技术出版社,2020.

［24］张华伟.临床骨科疾病诊治方略［M］.武汉:湖北科学技术出版社,2019.

［25］朱定川.实用临床骨科疾病诊疗学［M］.沈阳:沈阳出版社,2020.

［26］高复峪.现代骨科临床诊疗［M］.天津:天津科学技术出版社,2019.

［27］刘昊.骨科疾病救治要点［M］.哈尔滨:黑龙江科学技术出版社,2019.

［28］吉旭彬.骨科疾病诊疗思维［M］.北京:科学技术文献出版社,2019.

［29］孟涛.临床骨科诊疗学［M］.天津:天津科学技术出版社,2020.

［30］程斌.现代创伤骨科临床诊疗学［M］.北京:金盾出版社,2020.

［31］褚风龙.骨科疾病手术实践［M］.沈阳:沈阳出版社,2020.

［32］蔚晋斌.现代骨科临床诊疗关键［M］.北京:科学技术文献出版社,2019.

［33］裴福兴,屠重棋.骨科临床检查法［M］.北京:人民卫生出版社,2019.

［34］樊政炎.临床外科与骨科诊疗［M］.长春:吉林科学技术出版社,2019.

［35］刘洪亮.现代骨科诊疗学［M］.长春:吉林科学技术出版社,2020.

［36］朱明雨,张勇,范永红.肩关节镜下肩袖修复术治疗肩袖损伤的临床疗效分析［J］.中外医疗,2019,38(19):25-27.

［37］轩林,聂靖炜.踝关节骨折合并脱位急诊手术的效果及对患者踝关节功能的影响［J］.中国临床研究,2019,32(6):813-815.

［38］吴俊华,吴照祥,王敏,等.骨盆束带(T-POD)在骨盆骨折治疗中的作用［J］.中华急诊医学杂志,2020,29(6):880-884.

［39］余建,马华,赵奎.锁骨近端骨折的治疗进展［J］.中国现代医药杂志,2021,23(2):104-108.

［40］陈庞涛,许一凡,李新宇,等.髋臼骨折临床分型研究进展［J］.中国骨与关节损伤杂志,2021,36(4):443-445.